MARIE LISE LABONTÉ

Marie Lise Labonté est psychopracticienne et auteur de plusieurs essais. Elle forme des intervenants et donne des séminaires et des conférences à travers le monde. Elle a publié, aux Éditions de L'Homme, *Au cœur de notre corps* (2000), *Se guérir autrement, c'est possible* (2001), *Le Déclic* (2003), *Mouvements d'éveil corporel* (2004), *Guérir grâce à nos images intérieures* (2006), *Parlez-moi d'amour vrai* (2007), *Le Choix de vivre* (2009), *Derrière le rideau* (2011) et *Du mensonge à l'authenticité* (2014).

Retrouvez toute l'actualité de l'auteur sur son site : www.marieliselabonte.com

ÉVOLUTION

Des livres pour vous faciliter la vie !

Allen CARR
La méthode simple illustrée pour en finir avec la cigarette
Vaincre la cigarette en 260 illustrations avec la méthode n°1

Jean-Michel COHEN
Au bonheur de maigrir
Des régimes « plaisir » selon vos goûts

Roberta LEE
SuperStress
LA solution

Dr Olivier AMEISEN
Le Dernier Verre

Michel LALLEMENT
Les Clés de l'alimentation santé
Intolérances alimentaires et inflammation chronique

David SERVAN-SCHREIBER
Notre corps aime la vérité
Chroniques 1999-2011

Marie Lise LABONTÉ
Au cœur de notre corps
Se libérer de nos cuirasses

Au cœur de notre corps

Marie Lise Labonté

Au cœur de notre corps

Se libérer de nos cuirasses

LES ÉDITIONS DE L'HOMME

MIXTE
Papier issu de sources responsables
FSC® C003309

Pocket, une marque d'Univers Poche, est un éditeur qui s'engage pour la préservation de son environnement et qui utilise du papier fabriqué à partir de bois provenant de forêts gérées de manière responsable.

ISBN : 978-2-266-20415-6

Sommaire

Remerciements

Je remercie ceux et celles qui, dans leur chair, ont retrouvé leur identité.

Je remercie ceux et celles qui, en toute confiance, m'ont confié leur corps perdu pour que je puisse les guider vers cette rencontre avec leur corps retrouvé.

Je remercie ceux et celles qui m'ont permis, par leur vécu, de partager avec vous ces douze années d'apprentissage, d'observations, d'écoute et de partage qui ont mené à la préparation de cet ouvrage.

Avant-propos

Au cours des douze dernières années, j'ai reçu plus de 2 600 personnes dans mes classes de mouvements d'éveil corporel. Je les ai accueillies, je les ai aimées et j'ai tenté de les comprendre.

Ces 2 600 personnes m'ont fait confiance pour que je les aide à entrer en relation intime avec elles-mêmes, à travers leur corps. Grâce à elles, j'ai beaucoup appris. J'ai appris – bien au-delà des manuels d'instructions et bien au-delà de l'enseignement de mes maîtres – ce qu'est un corps et surtout en quoi consiste la relation intime entre le corps et l'esprit qui l'habite. J'ai appris à « lire » un corps et à y découvrir les cuirasses qui l'entravent, cuirasses qui sont l'expression profonde de la relation entre le soma et la psyché, entre le corps et l'âme.

J'ai guidé ces corps dans une danse profonde avec la vie, l'amour et la créativité. J'ai pleuré devant la mort et la maladie, j'ai crié de joie et de surprise devant la renaissance.

J'ai vu des corps se transformer totalement, reprendre

goût à la vie, à la sexualité, à la joie et à la créativité. J'ai vu des corps s'ouvrir pour mieux se refermer, puis à nouveau s'ouvrir pour se refermer encore davantage, et finalement s'ouvrir et rester ouverts.

J'ai vu des corps pleurer en silence, crier sans voix, hurler sans son, mourir pour renaître. Au-delà de l'ouïe, j'ai entendu leur langage et, au-delà des yeux, j'ai lu leur histoire.

Pendant ces douze années, j'ai puisé dans le savoir profond de chacun des corps la connaissance intuitive de la vie. J'ai ainsi appris à guider le mouvement vers la prise de conscience du corps.

C'est toujours le corps qui me disait où aller et comment l'aider à se libérer.

À travers les personnes étendues devant moi, par elles, je pouvais voir où était leur corps réel et comment elles avaient réussi à l'emprisonner dans ces cuirasses, ces défenses, ces résistances à la vie.

J'ai aimé ces corps perdus et j'ai aidé ces personnes à retrouver, par l'amour de leur corps, l'amour d'elles-mêmes.

Pendant ces années, après chaque classe, j'ai ramassé immanquablement les armures abandonnées sur le tapis de travail, les vieilles carapaces, les cocons délaissés.

Le cœur de notre corps

Nous avons, dans la profondeur de notre corps, un cœur, un centre, un lieu où repose notre essence, notre être. Le cœur de notre corps n'est pas notre cœur physique, il est le noyau. Le cœur de notre corps n'est pas une métaphore, il existe vraiment, anatomiquement, musculairement et physiologiquement.

Enlevez les pelures d'un oignon et qu'allez-vous trouver ? Le cœur. Pelez une pomme, coupez-la en deux, et qu'allez-vous trouver ? Le cœur, le noyau. Mangez une pêche, et qu'allez-vous trouver en son centre ? Le cœur, le noyau.

Notre corps est ainsi fait, il possède son cœur, son noyau, son centre. Le noyau est entouré des différentes couches de tissu conjonctif tissées tout autour, telle une toile d'araignée dans laquelle reposent nos organes, nos viscères, nos veines, nos artères. Le noyau est aussi entouré des différentes couches musculaires qui se forment de l'intérieur vers l'extérieur, de l'intrinsèque à l'extrinsèque.

Dans le cœur de notre corps reposent la sérénité,

l'harmonie, le bonheur, tout comme la profondeur et la légèreté de l'être. Entrer dans le cœur de notre corps c'est vivre le pèlerinage intérieur de la surface à la profondeur, du paraître à l'être, de l'ego à l'âme, du « moi » au « soi ». Pour faire ce voyage vers la profondeur, il suffit de se dégager de ses différentes cuirasses.

Ces cuirasses se sont formées pendant la vie intra-utérine ou dès la naissance et au fur et à mesure que se construit notre personnalité, dans notre relation aux autres et à nous-mêmes.

Elles se sont formées au fur et à mesure que nous avons dit « non » à la vie, « non » à l'amour, que nous avons dit « oui » à la peur, « oui » à la résistance et « oui » à la négation de nous-mêmes.

Ces cuirasses se sont formées au fur et à mesure de nos mâchoires crispées, de nos mains resserrées, de notre respiration bloquée, de notre dos courbé, de nos jambes raidies par la peur, la colère, la rage et l'impuissance.

Ces cuirasses se sont aussi formées au fur et à mesure que se sont développées nos certitudes sur nous-mêmes, sur les autres, sur la vie et sur l'amour.

Ces cuirasses peuvent ressembler à des armures, à des murailles, à des murs, à des rideaux de théâtre ou à des voiles légers.

Au centre de notre corps se trouve son noyau, le cœur de notre vraie nature, libérée de ses armures, de ses cuirasses. Au centre de notre corps se trouve notre corps retrouvé. Pour l'atteindre, il suffit de lui enlever son armure, de permettre que se creuse une faille dans la muraille, d'enlever les briques du mur, de tirer le rideau ou de soulever le voile.

Cette expérience est quelque peu à l'opposé de

certains enseignements de notre société où l'on nous propose de « bâtir » notre corps. C'est oublier que notre corps est déjà bâti, beaucoup trop bâti, et qu'il tient par ses propres cuirasses. Pourquoi donc devrions-nous bâtir sur du déjà bâti ? Il ne peut en résulter que l'isolement de l'esprit dans un corps rigide, l'éloignement de l'amour dans un cœur emprisonné par sa cage thoracique rigide, la séparation de soi avec soi dans un corps qui n'est pas le sien.

Où avons-nous perdu notre corps ? À quelle cuirasse l'avons-nous abandonné ? Est-il possible de le retrouver ?

Par cet ouvrage, je viens vous proposer d'enlever les couches, les pelures, d'oser secouer les armures intérieures et d'oser retrouver la spontanéité du geste, de la respiration, de l'expression, de retrouver le mouvement de la vie.

Après avoir enlevé une pelure, puis une deuxième, et une troisième, le mouvement du corps et de son cœur se fait seul. Nous sommes happés par l'énergie de nos profondeurs pour nous retrouver au centre du centre et, de là, il nous sera facile de retrouver ce corps qui nous appartient, du cœur à la surface.

J'espère que mon témoignage vous aidera à retrouver votre corps et à apprécier en vous le mouvement de la vie.

Première partie

Perdre son corps

Le corps perdu

Lorsque, petite, je me regardais dans le miroir, l'image du corps qu'il réfléchissait ne correspondait pas à la perception que j'avais de moi. J'avais l'impression d'habiter un corps qui n'était pas le mien. Ce sentiment fut confirmé lorsque, atteinte d'une maladie incurable, la vie m'a amenée à entrer dans mon corps pour le guérir, me guérir et retrouver ainsi le chemin de mon vrai corps, le chemin de mon authenticité. J'ai pu alors confirmer cette impression qui m'avait poursuivie pendant ma petite enfance, à savoir que le corps que j'avais n'était pas le mien. Dans le processus de mon autoguérison, j'ai retrouvé mon corps vrai, celui que je savais être mien mais que j'avais perdu au fur et à mesure que je perdais mon identité. Un jour, la vie m'a guidée et j'ai retrouvé le corps que j'avais perdu et, par le fait même, j'ai retrouvé mon identité. Depuis ce temps, j'ai consacré une grande partie de ma vie à guider les autres dans la recherche de leur corps perdu, vers les retrouvailles qui en résultent.

Avant de contracter la maladie qui allait me terrasser pendant des années, je vivais sans corps. J'étais mince, diaphane. Mon corps n'existait pas, j'existais sans lui. La seule relation que j'avais avec lui était soit l'image que le miroir me renvoyait, soit l'image que le regard des autres me renvoyait, soit l'image que me renvoyait ma mère, ou tout simplement mon propre regard sur ce corps. C'est ainsi que je définissais mon corps, par les paramètres établis par les autres, par les paramètres du paraître.

Je me souviens de ne pas avoir été capable de me regarder de face, nue devant le miroir. C'était trop violent. Ce que je voyais me faisait peur. Je n'arrivais pas à accepter que j'avais un sexe. La seule façon de m'y regarder était de profil. Là, nue, dans cette position, je pouvais accepter le corps que j'avais, sans sexe. Je m'assurais de sa minceur. J'avais aussi pour miroir le regard de l'autre qui me permettait d'entrer en relation avec mon corps. « Suis-je assez belle ? Suis-je assez mince ? » Du regard d'attirance au regard de reconnaissance, du regard sexuel au regard d'indifférence, j'attendais l'évaluation que l'autre faisait de mon corps. J'avais aussi pour miroir le regard de ma mère : « Fais attention, tu as engraissé... Tu devrais faire un régime... » et la comparaison avec son propre corps : « Regarde, tu as les mêmes cuisses que moi... Tu as la taille des Simoneau et les bras des Labonté. » Puis il y avait mon propre regard, extérieur à ce corps qui était mien. Du haut de mon corps, de ma tête, je le regardais. Je le jugeais, je l'évaluais gros, mince, pas assez ceci, trop cela. Je faisais l'amour avec ma tête, je mangeais avec ma tête, je disais « Je t'aime » avec ma tête. Je disais « Je te hais » avec ma tête. Je criais ma révolte avec ma tête. C'était tout. Je n'existais que par ma tête, coupée de mon cœur, de mes émotions et de mon corps. J'avais dix-sept ans, dix-huit ans. Je n'avais pas de corps, j'avais un titre universitaire, j'avais un surnom, « la belle ». Soudainement, la souffrance physique vint frapper à ma porte. Le réveil fut brutal. Ma tête n'arrivait plus à contrôler les émotions, le cœur et le corps. La douleur était là, sournoise, toujours présente, persistante, insistant pour se faire entendre. Ma tête pensait « aspirine, anti-inflammatoire, analgésique, pourquoi moi ? pourquoi pas les autres ? ». Tout pour ne pas entendre la souffrance. Les miroirs de la maison étaient devenus grossissants, déformants. Le regard des autres s'était transformé en regard de pitié. Le regard de ma mère s'était transformé en regard de désespoir. Mon propre regard sur mon corps s'était transformé en regard horrifié. Plus j'avais mal, plus ma tête voulait divorcer de mon cœur, de mes émotions et de mon corps. J'avais vingt et un ans. Je n'avais pas de corps, je savais depuis longtemps que je l'avais perdu. Je n'avais pour corps que cette maladie dégénérative.

Quand avais-je perdu mon corps ? Je n'aurais pas su le dire exactement, certainement au même moment où je m'étais perdue. Au moment où je m'étais éloignée de ma réelle identité, à la recherche de qui j'étais dans l'autre. J'avais alors cédé mon corps aux autres pour être aimée, pour être reconnue et pour être acceptée. Mon corps appartenait à ma mère qui reconnaissait en moi son double : forme, taille, tout y était. Il appartenait aussi à mon frère qui me déplaçait comme une poupée, un jouet vivant, me tirant les joues à gauche, à droite, me pinçant les cuisses. Il appartenait aussi à mes oncles qui me tapotaient les fesses et qui passaient des commentaires sur mes rondeurs. Il appartenait à l'école et aux exigences des tenues vestimentaires : corsets, porte-jarretelles, bas de coton, chemisiers à col empesé. Il appartenait aux religieuses par son maintien, sa démarche, par le port de tête. Il appartenait au miroir et à l'image qu'il me renvoyait. Il appartenait à la mode hippy et à ses drogues. Il appartenait aux cours de danse où il était « placé ». Il appartenait à mes amoureux qui l'aimaient mince, vénusien ou sexy. Il appartenait aussi à l'employeur : « Madame Labonté, voici la tenue suggérée dans notre établissement hospitalier. » Et puis, un jour, il a appartenu aux médecins, à ceux qui me soignaient : « Nous allons opérer… nous vous suggérons un implant de la hanche. »

Plus je vieillissais, plus mon corps réel disparaissait, tout comme mon identité. Mon corps s'éloignait, il se perdait dans l'autre, dans le miroir, dans la mode, dans la société et jusqu'à disparaître dans la maladie. Ce corps qui avait jadis répondu aux critères sociaux de la beauté, répondait maintenant aux critères de la maladie socialement acceptable. Je perdais mon corps dans ce cercle vicieux de la fausse identité.

Plus je m'enfonçais dans la maladie, plus je constatais que mon corps obéissait à une loi naturelle de destruction, loi de perdition. J'avais vingt-cinq ans. Même si je confiais ma psyché à un psychosomaticien, mon corps continuait à s'éloigner et à se perdre dans les méandres de l'analyse. Plus je tentais de comprendre, plus je perdais mon corps. J'avais le sentiment que quelque chose m'échappait. Je pressentais que je ne suivais pas la bonne piste. Pour tout résultat, la maladie ne faisait qu'évoluer. Je n'avais plus d'assise, j'avais pour appui une canne de bois. C'était tout.

Je ressentais une urgence qui allait grandissant devant les diagnostics, les opérations multiples que je subissais et les nouvelles prothèses que l'on me proposait. Cette urgence me disait de tout arrêter pour me mettre à l'écoute de... je ne savais quoi. Quelque chose en moi avait ses raisons que je n'arrivais pas à entendre. Il y avait là une piste. Je la pressentais importante. Je ne pouvais plus continuer à me perdre ainsi. Je sentais l'urgence de quitter cet environnement social à qui je cédais tout mon pouvoir, de quitter ces médecins à qui je donnais mon corps et ce psychosomaticien à qui je donnais ma psyché. Il était temps de me retrouver.

L'exil s'est présenté à moi sous la forme d'un livre dont le titre Le corps a ses raisons[1] *résonnait en moi. L'auteur donnait ses cours à Paris. Je m'y suis donc exilée, auprès d'un être qui me proposait de m'aider à retrouver les raisons de mon corps malade. J'avais vingt-cinq ans, je m'appuyais sur une canne. Défiant la médecine, ma famille, mes amis, ma profession et toutes les lois logiques et rationnelles, je suis partie à la recherche de mon corps perdu.*

Où était mon vrai corps ? Il était là, enfoui dans mon corps malade. Je l'ai rencontré dans le fond d'une prison de tensions physiques, émotionnelles et psychiques. Je l'ai rencontré à travers des mouvements psycho-corporels. Cette méthode portait le nom barbare

1. Bertherat, Thérèse, *Le corps a ses raisons*, Paris, Éditions du Seuil, 1975.

d'« antigymnastique[1] », nom que j'ai vite fait d'oublier pour accepter d'être guidée par cet outil de psychanalyse corporelle. J'ai petit à petit découvert que j'avais pour corps une énorme cuirasse. Ce fut pour moi une révélation.

Corps et esprit sont indissociables. Il est impossible de nous retrouver, de retrouver notre réelle identité sans que notre corps suive ; l'inverse est également vrai, il est impossible de retrouver notre corps réel sans retrouver qui nous sommes. Qui nous sommes se trouve dans la forme de chair et d'énergie qu'est notre corps. La perte de notre corps, la perte de notre identité, la construction du faux corps et de la fausse identité, la souffrance de cette séparation intérieure d'avec notre corps et nous-mêmes, la recherche, l'exploration, les retrouvailles font partie du chemin de l'exploration de la vie, de la recherche de notre identité et du processus d'individuation. Tout se tient.

Si le processus nous amène à perdre notre corps, c'est pour mieux le retrouver, tout comme nous perdons notre identité pour mieux la retrouver. Malheureusement, le risque de nous perdre sans nous retrouver existe.

---

1. L'*antigymnastique* est une méthode créée par Thérèse Bertherat. Les mouvements d'antigymnastique se pratiquent au sol, au rythme du corps et non pas de la volonté. Dans la pratique de cette méthode, le sujet utilise des balles de tennis et d'autres instruments qui lui permettent de déloger d'abord de la surface du corps, puis en allant toujours plus profondément, les tensions musculaires, émotionnelles et psychiques qui y sont accumulées. Ces mouvements sont appelés un outil psycho-corporel parce qu'ils passent par la conscience du corps pour lui permettre de libérer son énergie de vie spontanée, de livrer son expression affective et psychique.

Ce risque est le défi de la vie. Dès notre vie intra-utérine, dès notre naissance, nous dansons sur le fil du funambule. Nous rencontrons douleurs, blessures, prisons dorées, adaptation à tout prix ; puis viennent les épreuves, la séparation, la recherche, l'exploration et, parfois, la guérison, les retrouvailles. Nous ne sommes pas obligés de nous retrouver, mais il semble que nous soyons obligés de nous perdre. Sommes-nous obligés de vivre ainsi notre vie dangereusement ? J'aimerais vous dire non, mais je crois sincèrement que oui.

Dès notre naissance, et même avant, nous avons déjà la possibilité de perdre notre corps et notre identité. Mais est-ce que nous nous perdons réellement ? Je ne crois pas. Le potentiel de qui nous sommes est là et toujours là. Nous naissons malléables comme une pâte qui peut être moulée, à qui on peut donner une forme ou une autre. Nous sommes comme des éponges qui absorbent les sons, les voix, les émotions, la vie, tout simplement. Mais déjà là en nous, tout petit, se trouve le sens de notre réelle identité et, déjà là, se trouve notre réel corps, le réceptacle de notre réelle identité.

Le corps cuirassé

La cuirasse physique

La cuirasse physique comprend le tissu conjonctif, les artères, les veines, les os, les organes internes et les muscles.

Elle se bâtit par une retenue de la spontanéité du mouvement. Elle cache l'histoire de nos tensions, l'histoire des mouvements spontanés que nous avons retenus. Elle cache aussi l'histoire de nos compensations, de nos postures copiées sur celles de nos parents, des postures prises pour nous défendre, des postures prises pour nous cacher. La cuirasse physique est à la fois musculaire et affective.

L'inhibition extérieure

La cuirasse physique peut être créée par une action inhibitrice venue de l'extérieur. À titre d'exemple, imaginons que nous avons envie de courir pour exprimer notre joie, notre allégresse, notre excitation et que, pour une raison ou pour une autre, l'on nous dise « non ». Plusieurs solutions s'offrent alors à nous : nous pouvons courir quand même et faire fi du « non », mais notre course sera-t-elle aussi spontanée ? Nous avons aussi le choix d'accepter le « non » et d'arrêter le mouvement spontané de courir. Mais quel est alors le prix que nous allons payer pour arrêter ainsi notre expression spontanée ? Nous avions le désir de courir pour exprimer notre grande joie. Notre cerveau a donné la commande et nos muscles se sont mis en action mais nous arrêtons notre action, nous l'inhibons pour répondre à la demande extérieure. Notre muscle arrête son mouvement d'expression créant une tension. Si ce geste est répété pendant dix jours, dix semaines, dix mois ou dix ans, la tension devient une cuirasse, une armure, une défense à la vie qui voulait s'installer. La vie étant « Je veux courir », entravée par l'inhibition extérieure du « non ».

L'inhibition intérieure

La cuirasse physique peut aussi être créée par une inhibition intérieure. Si nous reprenons l'exemple du « non » qui s'oppose à l'envie de courir pour exprimer la joie, l'inhibition et la retenue qu'elle engendre peuvent être créées par nous quand nous disons « non » au mouvement de la vie en nous. Il est possible que nous ayons intégré le « non », que ce « non » fasse partie d'un réflexe conditionné devant la joie. Ainsi, chaque fois que nous revivons la même situation, ce « non » intérieur nous retient. Cette inhibition intérieure s'est faite inconsciemment. Le corps retient son expression, car il sait maintenant que cela est « non ». Ce « non » intérieur est tout aussi puissant que le « non » extérieur et quelquefois plus puissant, car il est toujours présent, il fait partie de notre psyché et de son expression affective. Ainsi, la cuirasse physique est l'assise d'une cuirasse qui provient d'un niveau affectif exprimant émotions et formes pensées.

L'EXPÉRIENCE

À mon grand étonnement, mon corps malade était profondément cuirassé, emprisonné dans un carcan de tensions physiques, de tensions émotionnelles et de tensions psychiques. Les mouvements psycho-corporels d'anti-gymnastique me permettaient d'entrer en contact avec la prison dans laquelle il était enfermé. Petit à petit, ces mouvements m'amenaient à dégager les tensions superficielles et me permettaient d'entrer de plus en plus en profondeur dans les autres couches. Je découvrais que ma maladie avait été créée par une prison mentale (pensées d'autodestruction, opinion limitée de mes capacités, jugement porté sur ma vie, etc.), prison d'émotions qui, à la longue, s'était transformée en une prison physique : l'arthrite rhumatoïde. J'étais devant l'inconnu, car j'étais devant l'expérience du non-contrôle, du lâcher-prise, par opposition au volontarisme qui m'avait toujours habitée. Acculée au pied du mur par la maladie, je n'avais pas d'autre choix que de tenter ce nouvel apprentissage : la rencontre avec mon corps malade, dans le lâcher-prise, dans l'écoute, dans le non-verbal. Je suis donc partie du langage du corps pour aller à la rencontre du langage affectif et du langage psychique. Je faisais le chemin inverse de la psychanalyse traditionnelle, j'allais à la rencontre de ce que les mots ne pouvaient pas traduire et que seuls le geste, la tension, la mémoire musculaire et cellulaire pouvaient exprimer. Je vivais une psychanalyse corporelle.

Je suis donc entrée à l'écoute de ce corps et j'ai rencontré, en tout premier lieu, la douleur physique que je connaissais mais que les mouvements psycho-corporels me faisaient apprivoiser différemment. Je me suis retrouvée dans la cuirasse musculaire, le premier niveau qui me faisait tant souffrir et que j'avais tenté d'anesthésier par les médicaments.

La cuirasse musculaire s'est présentée à moi par le biais de la douleur physique qui envahissait mon corps tout entier. Depuis quatre ans, je n'étais que douleur. À la demande de Thérèse Bertherat, je me suis étendue sur le tapis de jute qui nous servait de lieu de travail. J'ai commencé à faire les mouvements en écoutant sa voix douce et rassurante, et je me suis laissé guider en utilisant les différents instruments de travail. J'apprivoisais mon corps malade. La seule chose que je pouvais dire était : « J'ai mal. » Il n'y avait pas une partie de mon corps qui ne criait sa douleur. De jour en jour, de classe en classe, je rencontrais cette douleur qui s'estompait puis revenait. À partir de cette expérience, j'en suis venue à la conclusion que, si la douleur physique s'estompait sans médicaments l'espace d'une heure ou deux, j'arriverais, un jour, à la faire disparaître totalement. L'espoir naissait en moi. Je voyais qu'un jour je pourrais vivre sans douleur, et cela, naturellement.

À un moment donné, nous avons abordé les mouvements de hanches. La hanche gauche était le siège de ma plus grande douleur. Cette hanche qui aurait dû être remplacée par une prothèse vivait toujours dans sa douleur. C'est là que j'ai vraiment rencontré ma plus grande cuirasse physique. La perception que j'avais de cette hanche la faisait ressembler à un bloc de béton. La douleur y était tellement vive que je n'osais pas faire bouger son articulation. Je me laissais arrêter par la douleur. J'avais tellement peur d'avoir mal que je retenais tout mouvement, toute respiration, toute vie. J'étais devant la prison physique. Mme Bertherat, voyant mon malaise, m'aidait en me parlant. Elle me disait d'apprivoiser ma douleur, de lui parler, d'oser entrer dans le mouvement tout en respectant la rigidité de ma hanche. Elle me demandait de tenter de la bouger malgré la douleur. C'était épuisant, car je me battais contre la douleur et contre ce carcan que je percevais et qui me faisait si peur. J'étais devant ma cuirasse musculaire, qui cachait une autre cuirasse ancrée tout aussi profondément dans mon corps, dans ma hanche : la cuirasse affective.

Les muscles

Nos muscles fonctionnent de façon autonome, commandés par le cerveau et en réponse à la demande qu'on lui fait. Prenons l'exemple de la lecture. Lorsque nous nous asseyons pour lire un livre, cela se fait naturellement. Nous ne demandons pas consciemment à notre cerveau de nous faire tenir le livre pour pouvoir le lire. Nous avons tout simplement, dans un geste spontané, pris le livre pour le lire. Nous avons agi et nous avons pris pour acquis que notre corps allait remplir sa fonction. Savons-nous combien de muscles entrent en action pour nous aider à faire ce geste ? Non, nos muscles agissent de façon autonome sans l'apport de notre volonté. Ils sont reliés au système nerveux autonome de notre corps et agissent seuls, naturellement. Dès que nous décidons de lire un livre, le cerveau accomplit sa tâche, les muscles entrent en action et le livre se retrouve là, devant nos yeux.

Nos muscles autonomes sont nombreux et sont répartis dans notre corps en plusieurs couches : en profondeur, les muscles intrinsèques et, à la surface, les muscles extrinsèques. Petits, courts, collés aux os, les muscles intrinsèques adhèrent au squelette, la structure osseuse du corps. Ils permettent les micro-mouvements et font le lien entre chacune de nos vertèbres. Ils sont la structure physique du cœur de notre corps, le noyau. Quant à eux, les muscles extrinsèques sont longs et relient le bas du corps avec le haut.

Les muscles autonomes vont de la profondeur à la surface, des couches profondes aux couches superficielles en passant par la couche moyenne. Plus les muscles s'approchent de la surface, plus ils sont grands, allongés et effilés. Alors que les longs muscles superficiels ont pour fonction l'union, l'élégance, la grâce et la spontanéité du geste, les muscles moyens permettent de relier l'élégance du mouvement et son équilibre dans l'espace et, enfin, les muscles profonds assurent la solidité, l'alignement de la structure et l'harmonie entre l'intérieur du corps et l'extérieur, la terre et l'attraction terrestre. Idéalement, les couches profondes, moyennes et superficielles musculaires travaillent constamment en synergie et en interaction les unes avec les autres.

Nos muscles sont dits autonomes parce qu'ils peuvent agir sans notre volonté. Toutefois, ces mêmes muscles peuvent aussi être activés consciemment. Nous pouvons contracter le muscle de notre fesse et le relâcher. Les scientifiques s'entendent sur le fait qu'à quelques exceptions près, nous pouvons contracter la majorité de nos muscles autonomes. La seule chose qui nous empêche de contracter un muscle à volonté est la cuirasse musculaire qui fige le muscle dans une position chronique de contraction ou de relâchement. Le muscle a perdu sa fonction.

L'intelligence musculaire

Nos muscles ont une intelligence appelée l'intelligence musculaire. C'est cette intelligence qui permet à la cuirasse musculaire physique de s'installer, qui réagit à la vie affective et psychique en nous. Nos muscles peuvent conserver pendant des années la mémoire d'expériences auxquelles ils ont été associés. Nos muscles enregistrent dans leurs cellules musculaires la vie, la mémoire, les émotions, les images, la représentation entière d'une expérience physique ou psychique, ce que nous appelons le langage musculaire.

L'intelligence cellulaire

La cuirasse physique touche aussi l'intelligence cellulaire logée dans notre tissu conjonctif appelé le fascia. Il s'agit d'une membrane qui enveloppe tout, nos os, nos artères, nos veines, nos organes internes, nos muscles de la profondeur jusqu'à la surface. Elle possède aussi son langage. Nous retrouvons dans le tissu conjonctif de notre corps cette même mémoire, cette même intelligence, cette même expression de vie qui se révèle à nous différemment de la mémoire musculaire. Le langage du tissu conjonctif et sa mémoire sont un langage encore plus subtil. C'est un langage de perception qui existe au-delà des mots et qui provient de la mémoire de la vie intra-utérine, dès les premières heures de la naissance et jusqu'à la mort.

Tout comme les muscles peuvent agir d'une façon autonome, la cuirasse musculaire s'installe sans notre permission, d'abord en profondeur puis dans la couche moyenne et enfin à la surface. Elle rejoint tous les muscles autonomes du corps et elle les tend jusqu'à une rigidité extrême. Le résultat est la perte de la fonction musculaire. Le muscle ne peut plus réagir, ni se contracter, ni se détendre.

La cuirasse musculaire est créée de tensions musculaires qui vont de la surface du corps à la profondeur. Ces tensions proviennent d'une retenue du mouvement de la vie et sont enregistrées par l'intelligence du muscle. Elles entravent ainsi la fonction naturelle du muscle qui est de se contracter dans l'action et de se relâcher dans le repos. Selon les muscles qu'elle touche, la cuirasse musculaire est localisée à différentes profondeurs du corps. Elle est l'aboutissement de la cuirasse affective. Elle agit comme une prison pour le muscle et pour son action. Elle est l'empreinte, dans le muscle, de la retenue émotionnelle et psychique.

La cuirasse affective

L'EXPÉRIENCE

Elle s'est présentée rapidement au rendez-vous, cette autre prison reliée intrinsèquement à la prison physique : la douleur émotionnelle, la cuirasse affective. J'étais très surprise de découvrir que, sous les tensions physiques que j'avais, il existait une tension émotionnelle tout aussi douloureuse. Le langage que ma cuirasse musculaire me livrait se traduisait aussi en émotions. Ces émotions étaient une prison, une prison si profonde que j'aurais pu m'y perdre n'eussent été les mouvements corporels qui sans cesse appelaient en moi la vie et qui m'empêchaient de m'enliser dans la « mélasse émotionnelle » qui m'emprisonnait. J'ai suivi la piste des mouvements qui m'amenaient de plus en plus en profondeur à l'intérieur de mon corps et de ma psyché.

Ainsi, pendant quatre semaines, j'ai rencontré la prison physique de ma hanche mais, en même temps, je découvrais une autre prison qui y était associée, la prison émotionnelle. Cette hanche qui avait failli être remplacée par le médecin pour m'aider à mieux fonctionner, cette hanche qui ne voulait plus s'ouvrir et qui ne me permettait plus de vivre ma vie de femme contenait non seulement sa prison physique mais sa prison d'émotions. Ces émotions bloquées créaient la tension physique, musculaire et osseuse.

Petit à petit, Thérèse Bertherat m'aidait à « entrer » dans ma hanche, à apprivoiser la douleur. Je m'y consacrais. Tous les jours, seule, couchée sur le sol de mon salon à Paris, je dialoguais avec ma hanche, utilisant le mouvement comme parole. Je plaçais une balle de tennis sous ma fesse gauche et, doucement, je tentais avec mon genou fléchi de faire un mouvement de rotation à l'articulation de ma hanche. La douleur était tellement vive que je devais m'y prendre à plusieurs reprises pour arriver à faire le mouvement sans perdre conscience. Je tentais de détendre et de parler à mon corps qui était aux aguets. Un jour, cette hanche « s'est mise à pleurer ». J'avais l'impression qu'elle libérait une rivière de larme. Il y avait là une émotion qui venait directement de cette région de mon corps. Au début du travail, je me sentais bien puis, plus j'entrais dans le mouvement psycho-corporel, plus je découvrais une tristesse profonde provenant des profondeurs de ma personne. Je pleurais et, plus je pleurais, moins il y avait de douleur physique et plus il y avait de la souplesse. Je bougeais là où je ne pouvais pas bouger et, au fur et à mesure que les larmes coulaient jusqu'à mouiller le sol autour de moi, la douleur s'estompait. J'avais la perception que ma hanche n'était plus un bloc de béton mais un morceau de bois, du bois vivant. Il y avait amélioration. Je boitais de moins en moins, je m'assouplissais et je pouvais ouvrir un peu plus mes hanches. Le bien-être se communiquait aussi à ma hanche droite. La vie circulait dans cette région de mon corps qui avait été si infirme.

Une douce chaleur envahissait mon articulation où, avant, je ne rencontrais que douleur et froideur. Une image précise se dessinait et je voyais l'os de ma hanche devenir moins « raboteux », plus rond, plus lisse. Je sentais la vie s'installer dans les cellules osseuses. Ma hanche retrouvait sa lubrification. Ma cuirasse physique s'estompait au fur et à mesure que les émotions qui avaient emprisonné cette hanche s'estompaient elles aussi.

Comment pouvait-il y avoir tant de tristesse dans une hanche ? D'où venait-elle ? À ces questions, je n'avais pas de réponse logique ou rationnelle comme lors de ma psychothérapie. Je n'avais d'autre solution que de me laisser aller à ressentir et surtout à reconnaître le résultat. Je pouvais marcher de mieux en mieux, je me préparais à laisser aller la canne.

Je questionnais Thérèse. Elle me répondait d'être à l'écoute de mon corps qui n'avait pas fini de me raconter son histoire.

Tout au long de ces séances de pleurs spontanés qui étaient totalement inattendues, il me venait des images de ma petite enfance. Venait aussi une perception de moi-même que je n'avais jamais rencontrée. Pour la première fois, je ressentais de l'amour, de l'amour pour moi. J'avais l'impression que je découvrais mon histoire, pas celle que j'avais découverte avec mon psychanalyste, à Montréal, mais plutôt la réelle histoire de ma vie. Celle qui ne s'était pas encore révélée à moi-même. L'histoire que mon corps semblait connaître beaucoup mieux que moi.

Mon corps libérait sa tension émotionnelle. Je découvrais des couches d'émotions enfouies. De la tristesse, je passais à la colère, la colère de mon bassin, la colère de ma mâchoire, la colère logée dans mes bras. Au tout début, ces émotions étaient accompagnées d'impressions voilées. Des images floues, que je ne voyais pas très bien, se présentaient à ma conscience. Plus j'évoluais dans la libération des émotions et des tensions musculaires, plus des souvenirs très précis de ma petite enfance faisaient surface, souvenirs que j'avais totalement occultés. J'entendais la voix de ma mère en moi, j'entendais les idées que je me faisais de mon corps, je découvrais la source de ma prison émotionnelle, et cette source était purement mentale.

Je retrouvais des pensées puissantes d'autodestruction logées dans mes cellules : « Tu n'es pas capable, tu es bonne à rien, tu es gauche, ton corps est laid, tu ferais mieux de ne pas exister, ne prends pas trop de place, tu ne peux pas être qui tu es, cache-toi, tu devrais mourir, tu fais souffrir les autres. » Je sentais comment, tel un carcan, ces pensées emprisonnaient mon corps. Elles nourrissaient la source des émotions qui avaient emprisonné mon corps et affaibli mon système immunitaire. Lorsque j'établissais le contact pendant le travail corporel avec cette « mélasse » mentale de destruction, j'avais l'impression de devenir très lourde et de m'enfoncer dans le tapis. J'étais fascinée d'observer la puissance de cette cuirasse sur mon énergie vitale. Cette cuirasse était très lourde et très douloureuse. La douleur n'était plus dans mon corps mais dans mon esprit. J'étais engagée dans un face-à-face avec mon arthrite mentale. J'avais ouvert la prison affective pour être guidée des émotions à l'arthrite mentale. Je découvrais que je devais aller à la rencontre de la profondeur du langage émotionnel de mon corps pour retrouver la source de ma maladie, de ma souffrance mentale et de mon désir de ne pas exister.

Par son cri, mon corps exprimait à quel point j'avais tenté de le détruire. C'était d'une puissance telle que les images arrivaient à un rythme effréné et je retrouvais, comme si j'y étais, la mémoire d'un événement. Je revoyais les gestes destructeurs, je découvrais tout. Mon corps me livrait ma cuirasse mentale de destruction. Je le remerciais car, au fur et à mesure que je lui permettais de me tenir son langage, je sentais l'énergie de vie circuler de plus en plus dans des zones où il n'y avait eu que la maladie, que la mort.

Dans cette cuirasse mentale, j'ai retrouvé la pulsion de mort que j'avais déjà travaillée en thérapie. Là, je la vivais dans ma chair et c'était totalement différent. Je laissais surgir de ma cage thoracique, de ma respiration profonde, le goût de mourir qui avait coloré plusieurs années de ma petite enfance. Jamais je n'aurais cru que cette pulsion de mort était si forte. Je laissais mon corps la pleurer, la partager avec les autres. Elle venait de la profondeur de mon corps, de la couche musculaire profonde que nous libérions par les mouvements. J'avais l'impression que je touchais quelque chose de très profond qui m'aidait à me rapprocher de moi-même. J'étais devant la réalité de mon autodestruction. Je ne pouvais plus me cacher le fait que ma maladie était profondément destructrice. Mon psychosomaticien avait tenté de me faire comprendre qu'il y avait un lien important entre ma maladie – une maladie du système immunitaire – et l'autodestruction que je portais dans ma psyché. À l'époque, je ne comprenais qu'intellectuellement ce qu'il me disait. J'avais lu des ouvrages sur les maladies psychosomatiques mais j'étais loin de comprendre dans ma chair le processus comme je le vivais dans l'enseignement de Thérèse Bertherat.

Je savais au plus profond de moi-même que, pour me libérer totalement de ma maladie, je devais me libérer de ce dernier carcan d'arthrite mentale. Au fur et à mesure que je me libérais des prisons physique, affective et psychique, je retrouvais des morceaux de mon réel corps, des parcelles de mon être. Je voyais se dessiner celle que j'étais vraiment, non seulement dans mon identité psychique mais aussi dans mon identité physique. J'avais l'impression de laisser mon corps malade sortir de moi pour aller à la rencontre de mon réel corps, celui que je savais être mien, celui qui représentait totalement dans sa transparence l'être que j'étais. Plus je découvrais la couche profonde physique, émotionnelle et mentale de mon processus d'autodestruction, plus j'avais l'impression de me toucher. Comme si je touchais au cœur de mon corps, à ce qu'il y a de plus intime et de plus profond. Plus je libérais ce mouvement de mort qui me poursuivais depuis mon jeune âge, plus je découvrais l'amour de moi-même, le respect de qui j'étais, l'authenticité de ma démarche et de mon être.

La cuirasse affective se libérait pour laisser place à la vie, à l'amour et à l'authenticité de mon être. Je savais, en accord avec mon corps, que plus jamais je ne pourrais me mentir, que plus jamais je ne pourrais me détruire, qu'il ne me restait qu'à m'aimer et à retrouver le chemin de l'authenticité vis-à-vis de moi-même et des autres. Ce fut le plus beau cadeau que mon corps pouvait me donner : me ramener au cœur de moi-même.

*

Tout comme l'histoire de nos tensions se cache dans la cuirasse physique, l'histoire de nos émotions et l'histoire personnelle qui est à la source de ces émotions se cachent dans la cuirasse affective. À la différence de la cuirasse physique qui est très concrète – « J'ai mal, je suis tendue, mon dos est raide » –, la cuirasse affective est plus subtile. Elle défie les lois de la logique et du rationnel. Elle défie les lois de la thérapie verbale. Combien de fois ai-je rencontré dans mes classes de mouvements d'éveil corporel quelqu'un qui, malgré sept ans de psychanalyse ou quatre ans de psychothérapie, lorsqu'il contactait la cuirasse émotionnelle d'une région de son corps, avait l'impression de n'avoir rien accompli sur lui-même. Cette perception venait du fait qu'il découvrait à nouveau un monde d'émotions cachées, enfouies dans son corps, émotions dont il ignorait la présence. La psychanalyse ou la psychothérapie aident à libérer les mots, mais derrière les mots se cache le monde du langage corporel.

Ce langage du corps est inconscient et donc inconnu de la personne qui utilise le langage verbal, mais le corps, lui, ne ment pas, son langage est vrai, collé aux expériences qui l'ont façonné. Le corps et ses manifestations cachent le langage de notre inconscient. Ce que nous avons refoulé, ce que nous avons mis aux oubliettes mais que notre corps sait, que notre inconscient connaît – c'est la mémoire du corps. Les mots peuvent servir de défense à l'émotion, au souvenir et à la mémoire. Nous pouvons dire « oui » avec la parole alors que notre corps affiche « non ». Nous pouvons dire « je t'aime » alors que notre corps exprime « je te hais ». Qu'est-ce qui est vrai ? Les deux le sont. Une partie consciente de nous dit « je t'aime » et une partie inconsciente dit « je te hais » et chacune a son langage.

La cuirasse affective est facilement détectable pour l'œil averti du thérapeute corporel, mais, pour l'individu qui possède cette cuirasse, elle n'est pas facile à déceler, à reconnaître et à accueillir. Son langage est différent du langage verbal de nos émotions, il est l'expression de la vie émotionnelle inconsciente enregistrée dans notre corps. Nous aurons souvent tendance à juger et à nier ce langage. Nous pouvons en tout temps nous dire « Comment est-ce possible d'avoir tant de colère dans mon dos ou dans mon bassin ? » et choisir en tout temps d'en arrêter l'expression.

La cuirasse affective est reliée au mouvement de la vie, elle est l'expression affective de l'expérience de l'interdit qui a emprisonné le corps physique.

Reprenons l'exemple de l'envie de courir pour exprimer la joie. Si nos jambes ont été arrêtées dans l'expression du mouvement spontané, non seulement une tension physique (cuirasse physique) se crée dans les muscles des jambes mais des tensions émotionnelle et psychique s'installent également. La joie ou l'excitation qui n'ont pas pu être exprimées lors de la retenue du mouvement se retrouveront inscrites dans la mémoire musculaire de cette région de notre corps. Cette mémoire émotionnelle musculaire fait partie de la cuirasse affective.

Ce qui fait aussi partie de la cuirasse affective est la retenue psychique, l'interdit qui est inscrit dans la psyché et qui se rend au corps par l'émotion. Ainsi, à la tension physique s'associe une tension émotionnelle, affective et psychique.

Autre exemple. Le petit garçon que la famille a conditionné à ne pas pleurer, a intégré cette notion et l'a fait sienne. Chaque fois qu'il lui vient l'envie de pleurer spontanément, il se retient, car il a intégré cet interdit. Plus tard, il constatera qu'il ne pleure jamais et qu'il ne peut plus exprimer sa peine. Il va en thérapie pour explorer son incapacité à pleurer. Il retrouve les conditionnements familiaux qui l'ont coupé de l'expression de sa douleur. La connaissance de l'origine de son blocage ne suffira pas à déprogrammer son corps de la contrainte de l'interdit. Seul le travail psycho-corporel permettra cette libération.

La seule façon de libérer le corps est de pénétrer la cuirasse affective et de laisser exprimer son langage de vie qui fut réprimé. La volonté n'est pas suffisante. Au contraire, ce n'est que par l'abandon et le lâcher-prise que cette retenue psychique peut être libérée. Cet abandon, ce lâcher-prise n'est pas une action qui peut être commandée par la volonté. Il ne peut provenir que du corps qui se relâche de ses tensions et libère ainsi l'énergie de vie. La cuirasse affective est très subtile et elle ne fonctionne pas avec la volonté. Elle suit l'expression de la vie et le mouvement de libération de l'énergie de vie.

La cuirasse affective est bâtie par l'expérience et par l'émotion qui en découle. Elle se présente sous la forme d'un courant d'énergie. La langue anglaise exprime bien ce qu'est l'émotion. Émotion est traduit par « émotion » et l'on pourrait poursuivre par « in motion ». L'émotion est l'énergie en mouvement. Si nous suivons la piste de cette énergie en mouvement – l'émotion (in motion) – sans la juger, viendra une représentation visuelle, auditive, kinesthésique ou olfactive envoyée par la mémoire musculaire affective du muscle, du tissu conjonctif, du corps lui-même. Pensées, opinions, jugements, idée que l'on a de soi ou des autres, souvenirs, perceptions vagues, impressions diffuses, images voilées sont l'aboutissement de la piste des émotions et l'expression de la cuirasse affective.

Cette cuirasse est collée aux expériences douloureuses vécues et enregistrées dans notre corps depuis la vie intra-utérine jusqu'à la vie adulte. Les expériences qui ont marqué notre vie et qui ont créé notre histoire personnelle se sont inscrites, d'abord dans notre psychisme pour se transformer en courant d'énergie émotionnelle, puis dans le physique pour s'y loger et s'y inscrire. Cette cuirasse n'a pas besoin d'être composée de mots ou d'images claires pour emprisonner la cellule, le tissu ou le muscle. La cuirasse affective est souvent inconsciente, car les expériences douloureuses qui y sont contenues viennent de loin et se sont enfouies dans l'inconscient, dans l'occulte, pour être remisées dans notre corps. Ce corps qui ne ment pas.

Deuxième partie

Les cuirasses

L'anatomie d'une cuirasse

Une cuirasse est l'expression pure de la vie, mais de la vie inhibée. La cuirasse s'installe dans le but d'emprisonner l'expression de la vie, l'onde de plaisir, l'élan créateur. Elle comporte trois plans énergétiques, ou trois modes : l'empreinte de l'expérience dans la psyché, l'expression émotionnelle de cette empreinte et les réactions physiologiques qui s'inscrivent dans le corps.

C'est l'émotion qui ancre l'expression inhibée de la psyché dans le corps. L'émotion est vivante, elle entraîne une réponse directe de la part du corps. Imaginons, à titre d'exemple, que nous entrons dans une pièce chargée d'émotions : il y aura contagion. L'émotion se vit, se partage, se fait ressentir. Chaque fois que nous vivons une émotion, notre organisme dégage une hormone qui la transmet au corps et au fluide sanguin. De la même manière, l'expression psychique de la cuirasse est transmise au corps par le biais de l'émotion.

Lorsque nous portons nos cuirasses, nous ressemblons à ces chevaliers du Moyen Âge portant l'armure. Quelle impression s'en dégage ? Que ressentonsnous ? Sommes-nous emprisonnés sous l'armure ? Est-elle lourde à porter ? Avons-nous de la difficulté à nous déplacer ? Pouvons-nous faire des mouvements spontanés ? Pouvons-nous courir en cas de danger ? Pouvons-nous danser si la joie nous monte au cœur ? Pouvons-nous ressentir du plaisir dans notre corps ? Pouvons-nous jouir de la vie ? À quoi sert cette armure ? En avons-nous réellement besoin ?

La cuirasse s'installe dans le corps d'une façon inconsciente. Par son action d'inhibition, de défense, de protection, la cuirasse est autonome. Elle n'est pas associée à un muscle spécifique mais à un ensemble : le regroupement musculaire d'une région, les organes internes, les os, le tissu conjonctif, le sang, la lymphe et les liquides interstitiels. Elle n'est pas associée à une émotion mais à un ensemble qui lie émotions, pensées, images, impressions, et que l'on appelle l'affect. La cuirasse est vivante et est capable d'expression et de mémoire, car elle est habitée par l'intelligence de vie.

Wilhelm Reich, le père de la psychanalyse corporelle appelée *orgonthérapie*, fut le premier à détecter l'existence de cuirasses chez ses patients[1]. Il a constaté dans ses études cliniques que la cuirasse agit comme un anneau, un segment qui inhibe la fonction orgasmique de la vie qu'il appelle orgone. Pour Wilhelm Reich, l'expression de la vie et son mouvement sont directement reliés à l'énergie universelle, au cosmos. Selon lui, le désir orgastique serait avant toute chose un désir cosmique. Il a observé que le mouvement de la vie et son expression libérée circulent de haut en

1. Reich, Wilhelm, *L'analyse caractérielle*, Paris, Petite Bibliothèque Payot, 1992 (dernière édition).

bas et de bas en haut sous forme d'ondes vibratoires qui empruntent l'axe longitudinal du corps, la colonne vertébrale. À l'examen, Wilhelm Reich a découvert que ses patients « portaient » leurs inhibitions et que ces inhibitions étaient inscrites dans leur corps sous forme d'anneaux segmentaires qu'il a appelés « cuirasses ». Ses recherches et ses observations lui ont fait découvrir sept anneaux ou cuirasses qui commencent à se former chez le nourrisson et se développent jusqu'à l'âge de cinq à six ans environ. Pour Wilhelm Reich, les bras étaient associés à la cuirasse thoracique et les jambes à la cuirasse du bassin. Étrangement, ces sept anneaux correspondent aux sept centres d'énergie (appelés chakras, en sanscrit) reconnus par la médecine énergétique.

Lorsque, d'une façon ou d'une autre, la vie se met à circuler dans une cuirasse, elle le fait d'abord avec difficulté et, par la suite, avec plus de fluidité. La cuirasse s'ouvre petit à petit et laisse la vie entrer dans la région du corps où elle s'est formée. Si l'ouverture se fait trop brusquement, il en résulte un phénomène bien connu des thérapeutes corporels appelé le « retour en masse » de la cuirasse. (On observe ce même mouvement dans notre psyché : lorsque nous tentons de changer une attitude psychique trop rapidement, la fonction inhibitrice revient parfois en masse, telle une contre-attaque.) De même, la cuirasse agit comme un organisme vivant qui a sa propre logique puisque, même inhibée, elle est vivante et que, même à travers son inhibition, elle peut se contracter et se relâcher. Ce mouvement de contraction et d'expansion est le mouvement naturel de tout organisme vivant, qu'il s'agisse de la cellule, du plasma, d'un muscle, de la respiration crânienne ou de la respiration thoracique. Ce mouvement de la cuirasse, appelé le retour en masse, agit à titre préventif, empêchant la libération trop rapide de l'énergie de vie retenue par la cuirasse. La cuirasse est écologique, elle sait respecter son environnement.

Lorsque la vie fait son chemin à travers une région cuirassée de notre corps, des phénomènes variés se produisent : fourmillements, chatouillements, engourdissements, sensations de chaud et de froid, mouvements de relâchement suivis de contractions. Une sensation de libération, de plaisir, peut être suivie d'un sentiment d'angoisse et de douleur, suivis à leur tour d'un sentiment d'ouverture, de légèreté et de lâcher-prise agréable. Notre vie change soudainement de couleur. Notre respiration s'ouvre. Il nous vient le goût d'aimer, de rire, de danser et de chanter. Excellent signe, car c'est la façon qu'a le corps de nous dire que la cuirasse s'est fissurée, que l'armure s'est ouverte et que la vie s'installe. Plus nous apprivoisons la circulation de la vie dans une région cuirassée de notre corps, plus nous lui permettons en toute conscience de se libérer.

Mais même lorsque la vie circule dans la cuirasse, de vieux symptômes peuvent réapparaître. Notre corps cherche alors à se désintoxiquer de ses vieilles blessures, d'anciens accidents et de chutes oubliées. La mémoire de la région cuirassée s'éveille pour lui permettre de se libérer. Ce mouvement de libération est initié par le mouvement de la vie.

Voici comment Wilhelm Reich décrit les sept anneaux (ou sept cuirasses) dans son ouvrage intitulé *L'analyse caractérielle.*

La **cuirasse oculaire,** qui comprend le front, les yeux, les glandes lacrymales et la région des os malaires. Cette cuirasse cache, dans son expression affective, la terreur, la panique, l'angoisse, le vide, l'incapacité de pleurer, le refus de voir ou d'exprimer par le regard, incapacité à regarder dans les yeux, tous les problèmes oculaires reliés à la myopie, au strabisme, etc. Elle est la première cuirasse à apparaître dès la naissance, dès que l'enfant cherche du regard le contact avec la vie en dehors du ventre de sa mère.
La **cuirasse orale,** qui comprend la musculature du menton, des lèvres, de la gorge et de l'occiput. Cette cuirasse cache l'envie de pleurer, de sucer, de mordre, de vociférer, de grimacer et les émotions reliées à cela. Deuxième cuirasse à se développer, elle est associée aux premières années de vie du nourrisson, lorsqu'il commence la tétée jusqu'à l'absorption de nourriture solide et elle correspond à l'expression de ses premiers besoins de soif et de faim. Cette cuirasse cache les émotions liées à la tristesse profonde, à l'ennui, au désespoir, à la colère et à la frustration.
La **cuirasse du cou,** qui comprend les muscles profonds du cou et de la langue. Cette cuirasse cache, dans son expression affective, la retenue des émotions, des pleurs, de la colère et le réflexe « d'avaler » son émotion. Elle est la troisième à se développer et elle correspond à l'expression affective du nourrisson,

aux besoins non comblés dans la communication, lorsque l'enfant babille, sourit et établit la relation avec l'autre.

La **cuirasse thoracique,** qui comprend le thorax et ses muscles (intercostaux, pectoraux et deltoïdes), les organes du thorax (cœur, poumons) et les muscles des bras. Cette cuirasse cache les problèmes cardiaques, l'angoisse, la réserve, le contrôle, l'immobilité, la contrainte, l'affaissement, la non-expression des bras et des mains, la dureté, l'inaccessibilité, l'incapacité de prendre. Les émotions reliées à cette cuirasse sont la tristesse profonde, le désespoir, l'angoisse, les pleurs, la rage, l'impression d'avoir un nœud dans la poitrine. Elle est la quatrième à se développer et correspond aux âges où l'enfant connaît le souvenir traumatisant de mauvais traitements, de déception, le sentiment de perte, d'abandon et de rejet. Pour Wilhelm Reich, cette cuirasse est le centre des segments cuirassés, elle en est la partie centrale.

La **cuirasse diaphragmatique,** qui comprend le diaphragme et ses organes (foi, vésicule, estomac, pancréas, rate). Cette cuirasse comprend dans son expression affective l'angoisse, le refus du plaisir, la coupure en deux, la séparation du haut et du bas. Elle se forme plus tard en âge et est reliée dans son développement aux premières expériences ressenties par les ondes de plaisir qui viendraient du petit bassin et des organes génitaux.

La **cuirasse de l'abdomen,** qui comprend les muscles abdominaux, les transverses, les psoas, le carré des lombes, les organes internes tels que les viscères, les reins et les surrénales. Elle se bâtit au même âge que la cuirasse diaphragmatique et pelvienne, et est reliée au refus du plaisir, au vide, au besoin de contrôler la vie, de retenir, de ne pas éliminer, d'être propre pour répondre aux besoins des parents, à la compulsion, à la peur, à la coupure du cordon ombilical, à l'angoisse de la séparation.

La **cuirasse pelvienne,** qui comprend les muscles du petit bassin et les organes génitaux, l'anus, le périnée et les muscles des jambes. Dans son expression affective, elle exprime l'a-sexualité, la colère, l'angoisse, la rage destructrice et le désespoir, la tristesse. Elle est la dernière cuirasse à se former et elle se forme au même âge que les cuirasses diaphragmatique et de l'abdomen.

Ce n'est là qu'un aperçu de la pensée de Wilhelm Reich. Les personnes qui désireraient connaître ses travaux encore plus en détail pourront consulter son ouvrage (voir la bibliographie).

Pour ma part, j'ai utilisé pendant plusieurs années la grille de Wilhelm Reich pour m'aider à comprendre ce que j'observais alors que je me libérais de mes cuirasses. Sa pensée m'a été très utile et je l'en remercie. À la suite de mon expérience, j'ai élargi la notion de cuirasse et c'est cette notion que je vous soumets. Elle respecte toujours celle de Reich mais elle n'est pas fondée uniquement sur sa grille d'analyse. Tout au long de mes années de travail, j'ai continué à tenter de comprendre ce que je « lisais » des corps que j'avais sous les yeux. Il y a également une autre théorie qui m'a beaucoup aidée à comprendre ce que j'observais et que Wilhelm Reich ne décrivait pas dans ses études de cas. Il s'agit de ce que Ida Rolf[1], mère et créatrice du Rolfing, décrit si concrètement et que j'ai profondément vécu psychiquement : c'est l'expérience du CŒUR DE NOTRE CORPS.

Le cœur de notre corps est un lieu physique comprenant la colonne vertébrale, tous les muscles intrinsèques et le système nerveux central. Le cœur de notre corps est aussi le lieu psychique où loge notre réelle identité, le sens profond de nous-mêmes, de qui on est, le lieu de l'ÊTRE. Le cœur de notre corps est un lieu énergétique représenté par le canal vibratoire (reconnu en médecine énergétique) qui repose tout le long de la colonne vertébrale et qui contient l'énergie vitale (la *shushumna*, en sanscrit). Le cœur de notre corps est un lieu décrit dans certaines traditions mystiques comme étant l'arbre de vie.

Pendant des années, j'ai étudié le corps – au-delà des enseignements traditionnels – dans son expression musculaire et affective, et j'ai appris à écouter son langage non verbal. J'ai aussi beaucoup travaillé pour libérer mon corps de ses cuirasses et retrouver enfin le corps qui était mien.

J'ai guidé beaucoup de gens afin qu'ils retrouvent leur corps et plusieurs ont réussi. Pour y arriver, il faut enlever l'armure qui étouffe notre réelle identité et laisser surgir, de la profondeur du cœur de notre corps, l'essence même de qui nous sommes.

Ce travail peut ressembler à celui du bâtisseur qui se retrouve devant un édifice qu'il a construit sur une base

1. Rolf, Ida, *Rolfing*, New York, Harper and Row, 1978.

non solide. Il choisit de défaire petit à petit sa construction pour en retrouver le squelette qu'il va solidifier, puis sur lequel il va rebâtir et jouir enfin pleinement de sa création.

En 1980, j'avais créé ce que j'appelais alors une « approche globale du corps, approche globale de l'être ». Puis, au cours des douze années d'observation et d'enseignement qui ont suivi, j'ai développé ma notion des cuirasses que j'appelle dorénavant « corps à cœur » ; les cuirasses se divisent en deux grands groupes comportant chacun quatre types : les cuirasses d'identification et les cuirasses de base. Si nous prenons l'exemple de l'oignon et de ses pelures, les cuirasses d'identification composent la couche superficielle des pelures, alors que les cuirasses de base entourent le cœur de l'oignon pour le protéger.

Les cuirasses « d'identification » sont mises en place par une recherche d'identité. Je les qualifie de « superficielles » parce qu'elles sont en surface, posées sur d'autres cuirasses plus profondes dont elles se nourrissent. Le terme superficiel n'est utilisé que pour mieux décrire où elles se situent. Les cuirasses d'identification sont bien ancrées dans la psyché et dans le corps. Les voici par ordre d'apparition, à partir de la dernière acquise :

- la cuirasse sociale ;
- la cuirasse narcissique ;
- la cuirasse d'appartenance ;
- la cuirasse parentale.

Pour leur part, les quatre cuirasses de base sont beaucoup plus profondes et se sont implantées tout autour du cœur de notre corps. Je les ai appelées cuirasses de base, car elles ont pris naissance dans le développement psychique à la période qui précède la recherche d'identité. Elles sont reliées à l'essentiel, en lien direct avec la dualité vie et non-vie, existence et non-existence, amour et non-amour, pouvoir et non-pouvoir. Elles appartiennent à la vie intra-utérine et se développent jusqu'à l'âge de vingt et un ans, approximativement. Les voici par ordre d'apparition, à partir de la dernière acquise :

- la cuirasse de protection ;
- la cuirasse du mal-aimé ;
- la cuirasse du désespoir ;
- la cuirasse fondamentale.

Ces cuirasses de base se retrouvent en chacun de nous, à différents degrés de rigidité ou d'inhibition. Elles font partie de notre incarnation. Nous avons tous vécu la naissance plus ou moins agréablement et avons tous enregistré, dans le ventre de notre mère, des impressions sur la vie, sur l'environnement familial. Nous avons tous connu une première expérience de séparation par le cordon ombilical et les premières frustrations de voir nos besoins sans réponses. À des degrés différents, nous avons tous une cuirasse fondamentale et une cuirasse du désespoir. Nous avons tous souffert de ne pas être aimés pour qui nous sommes et avons tous eu à développer une personnalité différente afin d'être aimés – à des degrés différents selon nos blessures et nos inhibitions. Nous avons tous eu à bâtir une protection pour survivre à nos blessures.

Les cuirasses de base font partie de la vie, de ce qui est fondamental en nous, de notre rencontre avec le manque, le vide, l'absence, la souffrance et le désir de nous protéger de cette souffrance. Les cuirasses d'identification font partie d'un besoin que nous avons de nous identifier par rapport à ce qui est extérieur à nous, de chercher chez l'autre le bonheur, l'amour, ce que nous appelons la suradaptation.

C'est ainsi que nous trouvons chez un individu les cuirasses de base, inscrites à des degrés différents. Nous trouvons aussi, en couches superficielles, les cuirasses d'identification qui sont venues s'y greffer. Les cuirasses d'identification varient d'une personne à l'autre selon son histoire personnelle et le nombre d'années qu'elle prend pour s'éveiller à sa vraie nature et à son processus d'individuation.

Il est certain que pour atteindre notre réelle identité, c'est-à-dire le cœur de notre corps, nous sommes obligés de nous défaire de ces cuirasses pour libérer la vie et le sens réel qu'elle a pour chacun d'entre nous. Se libérer de ses cuirasses constitue une épreuve pour certains d'entre nous, car nous y sommes amenés ou forcés par la maladie, une crise ou un éveil brutal. Il s'agira alors d'une quasi-initiation au cours de laquelle nous nous retrouverons dans la solitude de notre corps à l'écoute de son langage, cherchant à se retrouver, à se le réapproprier et à l'unifier à notre nature profonde. Pour d'autres, se libérer de ses cuirasses est un choix. Quel serait le motif de ce choix ? Le désir de se libérer de la lourdeur de la personnalité et d'aller à la rencontre de la légèreté de son être.

Une fois libérés de nos cuirasses, nous sommes libres, habitant un corps, vivant notre vie, notre amour, notre transparence. Par la suite, si besoin est, nous pouvons reprendre une cuirasse – une seconde, une minute ou une heure s'il le faut – mais nous serons toujours libres de l'enlever.

TABLEAU SYNTHÈSE DES CUIRASSES

Les cuirasses d'identification

Les cuirasses d'identification sont les cuirasses dont nous nous sommes recouverts dans la recherche d'une identité à travers nos parents, l'autre, les clans, la mode ou la société. Elles sont reliées à notre histoire parentale et sociale. Elles font partie de la légende de nos conditionnements et des cages dorées que nous avons choisi d'habiter.

Âge	**Type de cuirasse**	**Le corps correspondant**
30 ans et plus	La cuirasse sociale	Le corps conforme
13 ans et plus	La cuirasse narcissique	Le « beau » corps
de 13 à 21 ans	La cuirasse d'appartenance	Le corps du groupe
de 5 à 18 ans	La cuirasse parentale	Le corps des parents

Les cuirasses de base

Les cuirasses de base sont les cuirasses qui se sont bâties pendant la vie intra-utérine jusqu'à l'adolescence et même après. Ce sont des couches de défense qui se sont installées en réaction de survie devant les différentes agressions rencontrées ou les différentes crises ou épreuves qui font partie de la vie. Elles sont reliées à notre histoire profonde et sont souvent inconscientes. C'est ce que j'appelle notre légende personnelle, celle qui fait de nous un être unique, différent des autres. Cette légende personnelle nous est propre et, lorsqu'elle est comprise, écoutée et entendue, elle donne soudainement un sens à notre vie.

Âge	**Type de cuirasse**	**Le corps correspondant**
de 5 à 21 ans	La cuirasse de protection	Le corps bâti
de 4 à 10 ans	La cuirasse du mal-aimé	Le corps bafoué
de 2 à 7 ans	La cuirasse du désespoir	Le corps malade
de la vie intra-utérine à 2 ans	La cuirasse fondamentale	Le corps et la pulsion de la mort

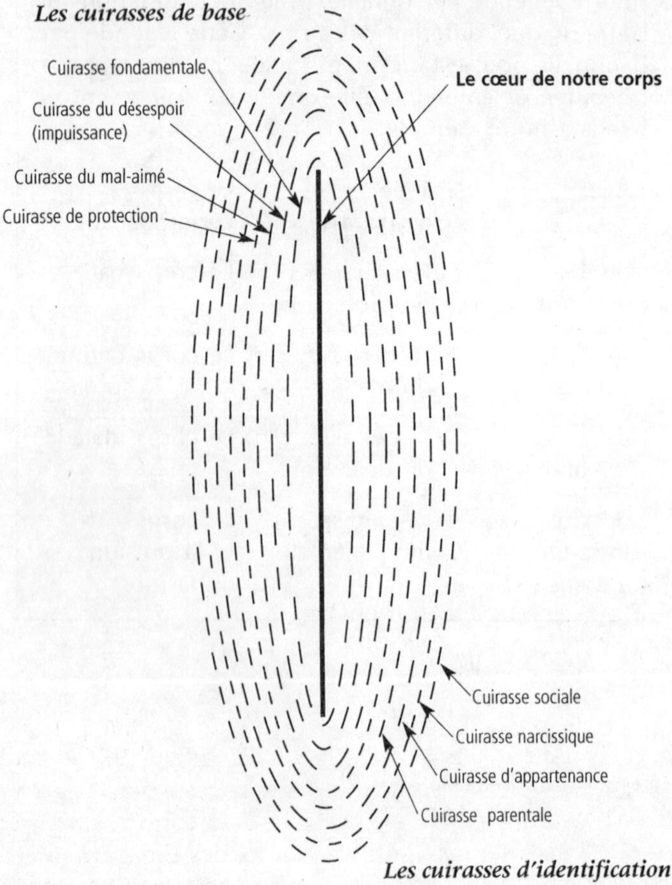
Les cuirasses de base
Cuirasse fondamentale
Cuirasse du désespoir
(impuissance)
Cuirasse du mal-aimé
Cuirasse de protection
Le cœur de notre corps
Cuirasse sociale
Cuirasse narcissique
Cuirasse d'appartenance
Cuirasse parentale
Les cuirasses d'identification

Les cuirasses de base

Qui suis-je ?
Suis-je la vie ou la mort ?
Suis-je l'abandon ou la souffrance ?
Suis-je aimée ou mal aimée ?
Qui suis-je ?

La cuirasse fondamentale

La pulsion de la mort

La cuirasse fondamentale est la cuirasse la plus profonde, à la fois la plus destructrice et la plus salvatrice. C'est autour d'elle que toutes les autres cuirasses vont se construire. Première cuirasse à se former, elle est reliée à l'angoisse de la naissance, des premiers mois de vie, à l'abandon et aux premiers gestes de survie du nouveau-né et du tout-petit. D'elle émane la mort ou la vie. Il n'y a pas d'autres choix.

Cette cuirasse prend racine dans le noyau, au cœur du corps. Elle est collée aux muscles intrinsèques, elle est reliée au tissu conjonctif, celui qui enveloppe le noyau. Elle touche le tissu crânien, le système nerveux central et les muscles profonds des yeux. Elle est enfouie dans la structure profonde du corps.

L'énergie qui a donné naissance à cette cuirasse est puissante, car elle est l'énergie de vie. Et on sait que, lorsqu'elle est longuement contenue, retenue et même niée, l'énergie de vie peut orienter sa puissance vers la destruction.

Cette cuirasse dont les racines sont si profondes est solide, car c'est sur elle que reposent toutes les autres. Elle a été créée par les premières tensions, les premières mémoires, les premières impressions et les premières expériences vécues par le fœtus dans le ventre de la mère ou par le nouveau-né ou le tout-petit. Elle s'est bâtie dès les premiers contacts avec la vie. Elle porte les pensées télépathiques de peur, de doute et même de rejet de la mère captées par l'enfant dans son ventre. Elle porte la vibration des voix du père, de la mère ou des autres êtres qui ont entouré la mère pendant la grossesse. Elle porte les traumatismes reliés à la naissance : l'angoisse du passage, le mouvement dans le col, le refus de sortir du ventre, le besoin d'être libéré, la peur de l'inconnu. Elle porte les souffrances reliées au cordon ombilical, la peur de la strangulation, de la séparation, de la coupure, le sentiment d'abandon dès les premières minutes de vie, l'angoisse de vivre ou de mourir.

Elle précède la construction de la personnalité, de l'ego et de la conscience du « moi ». Cette cuirasse grandit avec l'âge, elle évolue, prend racine et continue de se nourrir du désir de mourir ou de l'angoisse devant la vie, créant une toile de fond pour les autres cuirasses qui naîtront avec le développement de l'ego, de la personnalité. Cette cuirasse existe à travers une contraction profonde de l'énergie vitale, qui résulte en une tension profonde de l'être. Cette contraction, poussée à l'extrême, empêche le corps de se détendre, de s'abandonner à l'amour, à l'énergie sexuelle, à la joie et à la spontanéité. Elle s'exprime par des accidents de voiture quasi mortels, des maladies incurables, des maladies chroniques qui entraînent la mort à petit feu, l'automutilation, l'*overdose*, des crises cardiaques à répétition, des suicides ratés.

Il n'est pas facile de contacter la cuirasse fondamentale ni de s'en libérer. Lorsque la guérison se fait, la pulsion de mort surgit à nouveau mais afin d'être affrontée consciemment et non plus sublimée. La cuirasse fondamentale est aussi salvatrice car, une fois qu'il l'a atteinte pour s'en libérer, l'individu n'a plus le choix : il meurt ou il vit. Une fois qu'il en est libéré, il retrouve l'énergie, le désir de vivre ainsi que le goût à l'amour, à la vie. Cuirasse du « déclic », elle fait qu'une personne passe de l'autodestruction à l'autoguérison, du suicide au choix de vivre.

Profonde, enfouie sous les autres, on la rejoint par un travail conscient de libération psychosomatique. On peut également l'atteindre d'une manière brutale, par une série d'événements chocs vécus comme de profonds catalyseurs s'infiltrant dans les autres cuirasses pour finalement atteindre la plus profonde. Ces événements peuvent être la mort d'un être cher, une séparation amoureuse subite, un divorce, un grave accident de voiture, l'apparition d'une maladie incurable.

Il en résulte une forte attraction pour la destruction,

un appel à la mort, tel un « vacuum » créé par l'éclatement des autres structures cuirassées, éclatement qui provoque une descente, une aspiration vers la profondeur de l'être. L'énergie de la cuirasse fondamentale peut enfin s'exprimer, très puissante, prête à tout entraîner sur son passage. La pulsion énergétique de non-vie peut même être ressentie à quelques centimètres du corps et on entendra : « Je suis prêt à mourir, la mort est la seule solution, j'irai jusqu'au bout. Rien ni personne ne peut m'arrêter. » Ce langage n'est pas nécessairement verbal, ni conscient, il émane avant tout du corps lui-même.

L'énergie qui était retenue depuis la vie intra-utérine, depuis la naissance ou la toute petite enfance, peut enfin s'exprimer. Elle est si puissante qu'il n'y a plus de place pour la peur, l'angoisse, la souffrance et la faiblesse chronique, le désespoir, la persécution, le besoin d'être victime. Un calme s'installe, un pouvoir est retrouvé. L'individu est en présence de son énergie fondamentale. Il se retrouve enfin seul devant sa vie, son pouvoir, seul devant la décision de vivre ou de mourir, seul devant l'ultime choix, devant l'ultime détachement. Il se retrouve en possession de son pouvoir.

Il émane alors du corps une douceur détachée, un état extatique dans le regard, le geste, un ultime retranchement qu'il ne faut pas confondre avec un état de dissociation. L'énergie de fond est récupérée totalement pour le choix et l'action qui s'en suivra. L'énergie se retire de toutes les autres cuirasses, les laissant pour compte, se retrouvant concentrée tout autour du cœur du corps, du noyau. Elle s'oriente vers son ultime expression.

Pendant un moment – qui peut durer quelques heures ou quelques jours – les autres cuirasses n'existent plus. Le corps a atteint une forme de transparence dans ce dernier retranchement. L'individu qui vit le moment ultime de libération de cette cuirasse ressent une forme d'extase où plus rien n'existe à part le sentiment d'être en possession de tout son pouvoir devant sa vie. La vie et la mort s'entrelacent dans une dernière danse, le pouvoir de vivre ou le pouvoir de mourir, l'extase dans la destruction ou l'extase dans la renaissance... il n'y a plus de retour possible, le choix est là, présent, il est ultime.

*

L'HISTOIRE D'ANDRÉA

Andréa souffrait de tensions musculaires profondes et était aux prises avec une rage qu'elle qualifiait de « chronique ». Elle avait déjà souffert d'une maladie du système immunitaire appelée « polyarthrite rhumatoïde » et dont elle se disait guérie. Elle avait réussi à en arrêter l'évolution et n'avait plus eu de rechutes depuis trois ans. Elle s'était engagée dans un processus d'autoguérison par la thérapie traditionnelle et elle avait entrepris un travail profond sur son corps au moyen de thérapies corporelles du type Mézière[1] *ou Rolfing.*

Lors de la rencontre d'évaluation, Andréa m'avait apporté des photos d'elle illustrant les manifestations

1. Souchard, P.-E., *Méthode Mézière*, Paris, Maloine, 1979.

de sa maladie et de son processus d'évolution vers la guérison. Elle pouvait maintenant marcher et utiliser tous ses membres. Même si ses mains présentaient encore des séquelles de destruction des cartilages osseux, elle pouvait maintenant les utiliser et manipuler elle-même les balles de tennis ou les autres instruments de travail.

Grâce à la psychothérapie, Andréa connaissait les schémas répétitifs d'autodestruction qui l'avaient conduite à la maladie dès l'âge de vingt ans. Tandis que je l'écoutais me raconter son histoire, je voyais son corps réagir. L'énergie de vie transparaissait à travers les différentes couches encore cuirassées de son enveloppe physique. Les couches profondes et superficielles étaient en relation. Je pressentais l'existence d'un dialogue entre son corps et les différents aspects de sa personnalité.

Andréa n'était plus isolée dans sa maladie. Elle avait eu le courage d'explorer et d'éliminer ses cuirasses superficielles. Elle était prête pour aborder un travail plus profond et venait vers moi parce que j'offrais une approche globale du corps et de l'être, et une méthode autonome de travail psycho-corporel.

Andréa me dit :

— J'ai été beaucoup aidée par les autres. Je veux maintenant me rencontrer grâce à un outil que je pourrais utiliser seule chez moi. Je veux écouter ce que mon corps a de plus profond à me révéler. Je sais maintenant combien je me suis fait souffrir.

Andréa s'arrête, les yeux remplis de larmes. Elle poursuit.

— Je suis allée en profondeur mais je suis encore

à la surface. Je suis devant un cul-de-sac dans ma psychothérapie et dans les thérapies corporelles. Je me heurte à une couche que je n'arrive plus à pénétrer. Il y a un an que je suis aux prises avec la colère. Cette colère est de la rage. Je n'arrive pas à pénétrer cette rage. En même temps, j'ai souvent envie de mourir, de tout lâcher. J'ai même le goût de redevenir malade, car, par la maladie, j'avais au moins l'impression d'exister. Là c'est le néant. J'ai eu trois accidents de voiture en trois mois, presque coup sur coup. J'en suis sortie toujours indemne mais je sais que quelque chose ne va pas. Je sais qu'il n'y a pas de hasard. Je me sens au bord d'un gouffre et, en même temps, devant un geyser. Je suis déchirée entre la rage, le désespoir, le goût de mourir et une envie folle de vivre. Je sais que vous pouvez m'aider, car vous avez vécu la même chose. Vous en parlez dans votre livre S'autoguérir, c'est possible.

Andréa soupire et continue.

— Je veux faire travailler mon corps différemment, je ne veux plus qu'on agisse sur moi, sur mon corps. J'ai maintenant des réactions de colère et de défense lorsqu'on me touche pour me traiter. Je dois arrêter, car, de cette façon, je vais à l'encontre de ce que je veux.

— Que veux-tu, Andréa ?

— Je veux guider mon corps moi-même et me laisser guider par lui. Je ressens un besoin profond d'être en présence de mon corps, seule, devant ma vie. Je sais que je suis sur le point de découvrir la clé qui m'aidera à devenir un être entier mais, en ce moment, je suis morcelée.

Étrangement, Andréa venait de me décrire les trois cuirasses de base : la cuirasse du corps bafoué, la cuirasse du corps malade et la cuirasse de la pulsion de la mort.

J'écoutais en silence. Andréa était devant le « nœud » de son existence. Je me demandais si je devais la prendre seule ou en groupe. Nous en avons discuté ensemble et avons opté pour les deux formes de travail. Andréa avait besoin du groupe comme soutien et elle avait aussi besoin de travailler seule pour être guidée dans des mouvements très précis qui l'aideraient à se libérer de ses cuirasses profondes. Je savais ce qui attendait Andréa. Aurait-elle le courage de se rendre au cœur de sa maladie et de son désir de mort ?

Le jour même de la rencontre d'évaluation, je l'ai invitée à se joindre à un groupe de travail avancé. Je la regardais travailler. Son corps parlait et elle lui permettait de s'exprimer sans que sa volonté n'intervienne. Andréa était en état de réceptivité, à l'écoute de ce que son corps avait à lui révéler.

Ce soir-là, j'ai guidé des mouvements qui vont habituellement chercher la profondeur du corps. Le corps d'Andréa suivait. Il dansait énergiquement entre la rage et le désespoir. Dès qu'il s'ouvrait par la respiration et les mouvements plus profonds, le désespoir surgissait, lisible à la surface de la peau, dans la respiration et dans l'expression du mouvement.

Le corps d'Andréa était prêt à livrer le désespoir qui avait engendré sa maladie. Ce désespoir cachait sa pulsion de mort. Je comprenais qu'Andréa entretenait psychiquement sa rage afin de ne pas affronter ce qui l'attendait. Cette rage chronique était maintenue par son esprit et par un dernier relent de son corps bafoué. Elle se défendait contre elle-même. Son corps avait beaucoup souffert. Non seulement sa colère avait été refoulée, mais elle s'était dirigée contre elle : la non-vie contre la vie, le non-amour contre l'amour. Andréa n'était pas encore guérie. Elle s'était soignée mais elle n'avait pas encore choisi de vivre. Maintenant, elle était devant elle-même, devant le moment où elle allait retrouver son énergie fondamentale pour mourir et renaître. Le rendez-vous qui l'attendait allait l'aider à émerger définitivement de sa pulsion de mort pour choisir la vie et s'orienter vers une renaissance totale, là où personne ne peut nous conduire à moins que nous y soyons vraiment prêts.

Le cours terminé, je demande au groupe de prendre la position au sol qui vient spontanément à chacun. Je vois qu'Andréa prend la position fœtale. Venu le temps du partage, une voix s'élève du fond de la pièce.

— Je viens de comprendre que ma rage a très bien servi à me protéger face à ce que je pressens. Je m'étais isolée dans la maladie pendant des années, j'ai fait la même chose avec ma rage. Je viens de trouver la clé, je suis prête à descendre dans mes profondeurs.

Andréa venait de parler.

*

La cuirasse du désespoir

Le corps malade

Cette cuirasse apparaît vers l'âge d'un ou deux ans. Elle est associée au début du processus de différenciation. C'est le moment dans l'évolution de la psyché de l'enfant où il commence à prendre possession de son environnement, où il commence à se différencier des autres et à prendre conscience qu'il existe. En même temps qu'il vit ce processus, il est en association et en symbiose avec son environnement. Il est en quelque sorte une éponge.

La cuirasse du désespoir, celle du corps malade, est collée à la cuirasse fondamentale de la pulsion de mort. Elle prend racine dans l'angoisse de mourir, l'angoisse associée à l'abandon et au rejet. Lorsqu'il n'y a plus d'espoir et que le sentiment d'impuissance a atteint son paroxysme dans l'inconscient du tout-petit, la psyché bâtit la cuirasse du désespoir. Le « petit » moi conclut qu'il n'y a déjà pas d'espoir et choisit de poursuivre sa vie dans l'impuissance et le doute profond. Il commence à tirer des conclusions telles que : « Je n'ai pas le droit de vivre. Qu'ai-je fait de mal ? Personne ne m'aime ».

La cuirasse du désespoir est une réaction à la pulsion de mort. La psyché et le soma réagissent à l'angoisse de la mort ou à l'angoisse de l'abandon par une défense appelée impuissance et désespoir. Ce message est enregistré très rapidement dans le corps du tout-petit et atteint facilement le système nerveux central, le système immunitaire et la cellule.

L'enfant étant au tout début de son processus de différenciation, il associe sa conscience d'exister à ce qu'il connaît déjà comme angoisse. Ainsi, il prend sur lui les difficultés de couple de ses parents, leur divorce ou la mésentente entre ses frères et sœurs. Il conclut : « J'ai fait quelque chose de mal. J'ai causé le divorce de mes parents. Je vais être abandonné. Je suis sale. La vie est hostile. La vie n'est que souffrance. »

Sans aide extérieure, le tout-petit peut difficilement se sortir du sentiment de doute, d'impuissance ou d'inhibition dont il souffre. Il n'est pas encore autonome, il peut difficilement courir pour s'enfuir. Il ne peut se battre contre la force physique d'un adulte. Il n'a pas l'autonomie nécessaire pour quitter le domicile, ou pour dire « non » aux abus physiques, sexuels ou psychologiques, ni pour réagir dans une famille dysfonctionnelle. Il nage dans l'impuissance et le désespoir, car, à cet âge, il est encore transparent et absorbe tout, jusqu'au malaise des autres membres de la famille. Le corps de ce tout petit propriétaire n'ayant pas encore érigé de barrières, le langage de la cuirasse est immédiat : la maladie créée par le sentiment d'impuissance, l'inhibition de l'action et le désespoir.

La cuirasse du désespoir donne naissance aux premiers symptômes des maladies psychosomatiques qui font leur apparition de quatre à sept ans. Elle porte la responsabilité du déséquilibre profond qui entraîne automatiquement la maladie dès la petite enfance, voire jusqu'à la mort.

Si les symptômes ne font pas leur apparition au cours de ces années, la cuirasse du désespoir continue à se bâtir, à prendre assise et à semer le déséquilibre dans le corps. Les symptômes apparaîtront aux autres périodes de crise, soit dans le passage initiatique de l'enfance à l'adolescence (de dix à treize ans) ou de l'adolescence à la vie adulte (de dix-neuf à vingt et un ans) et, par la suite, aux âges de transition de vie, soit à trente, quarante ou cinquante ans.

Comment est-il possible que le tout-petit soit malade si jeune ? La réponse réside dans sa cuirasse et s'exprime par une profonde impuissance, une tristesse et l'ennui. Elle est aisée à observer, car déjà le corps du petit transpire l'impuissance, la non-joie, il perd de sa spontanéité et jusqu'au goût de jouer. Déjà s'inscrivent dans le tissu conjonctif, les muscles et le système nerveux une tension, une impuissance, une tristesse, une inhibition, une non-vie. Avec la cuirasse de la pulsion de mort, cette cuirasse deviendra le fondement, la base des autres cuirasses qui continueront à se bâtir dès l'âge de quatre ans.

Cette cuirasse est lisible dans le corps jusqu'à l'âge de quatre ans. Par la suite, plus le petit prend possession de son « moi », plus il développe des mécanismes compensateurs pour survivre au-delà de son désespoir, de son impuissance et de son inhibition de l'action. Déjà, son corps bâtit la cuirasse du mal-aimé, du corps du désespoir, il passe au corps bafoué.

La cuirasse du désespoir peut envoyer des signaux très précis et précurseurs d'une maladie importante avant que les autres cuirasses ne se construisent. Une fois la cuirasse du corps bafoué construite et celle du corps bâti installée, la cuirasse du désespoir devient totalement silencieuse et est remisée aux oubliettes pour un temps certain, jusqu'à la prochaine crise de vie.

La cuirasse du désespoir continue quand même d'agir et le corps malade – même s'il est enfoui sous des armures – exprime son désespoir et son déséquilibre. Ainsi, quelqu'un que l'on disait si bien portant, si sportif, peut se retrouver avec un cancer et quelques mois à vivre. « Est-ce possible ? diront ses voisins, lui qui était en si bonne santé. » La réponse réside souvent et malheureusement dans la cuirasse du désespoir.

La durée de vie de cette cuirasse est grande. Elle peut être là et sembler reposer dans les eaux dormantes de la psyché puis, soudainement, être réveillée par des événements qui stimulent les pensées inconscientes de désespoir et d'abnégation entraînant l'apparition d'une maladie, même la mort. Elle avait certes envoyé ses signaux. Ont-ils été reconnus, entendus et compris ? Non, pas nécessairement, car l'instinct de survie sert à entretenir les autres cuirasses, se coupant par le fait même des signaux émanant de la cuirasse du désespoir. Le propriétaire du corps est-il conscient que depuis quelques mois il avait moins le goût de travailler ou de s'entraîner au gymnase, qu'il prenait moins goût à faire l'amour et qu'il était peut-être plus déprimé ? Il a peut-être répondu à ces signaux en s'entraînant encore plus, en buvant encore plus d'alcool ou en travaillant encore plus pour ne pas sentir l'expression profonde de son propre désespoir.

*

L'HISTOIRE DE PAUL

Paul a quarante-six ans. Il est venu me consulter parce qu'on venait de lui découvrir un cancer de l'estomac et qu'il ne lui restait qu'une année à vivre. Il est venu consulter la thérapeute spécialisée en imagerie mentale et en psychosomatique. Il n'était pas intéressé par la thérapie psycho-corporelle.

Il me dit :

— Le corps ne m'intéresse pas. J'ai fait du sport et j'étais en santé jusqu'à ce cancer.

Dès que Paul a mis les pieds dans mon bureau, j'ai été frappée par les signes évidents de son ancienne cuirasse sociale maintenant disparue. Je voyais en Paul le sportif par excellence, il avait déjà eu un corps bâti dont il ne restait plus rien. J'avais devant moi un corps bafoué et surtout un corps malade. Il était amaigri, son teint était vert et sa peau flétrie. Tout le haut de son corps était affaissé. Plus il se livrait, plus il s'affaissait. Paul était profondément atteint par sa maladie, son corps ne le niait pas, il était transparent. Paul avait été un homme d'action ; il travaillait quarante-huit heures sur vingt-quatre, il allait au gymnase à l'aube quatre jours par semaine, jouait au golf, menait une vie sociale et active. Il avait plusieurs sociétés qui ne se portaient pas bien financièrement. Lorsqu'il m'en parlait, son langage verbal démontrait un désintéressement, mais son langage corporel livrait un message de désespoir. Paul racontait son histoire en évitant de me parler de son cancer. Aux questions sur le sujet, il répondait en maintenant une distance et un détachement, comme s'il me parlait de ses sociétés. Ses douleurs d'estomac avaient débuté trois ans avant le réel diagnostic, au moment même où une mauvaise association financière avait amené une première faillite. Il me décrivait cette expérience comme un événement très douloureux qui lui avait fait perdre la face socialement. Sa faillite avait soulevé beaucoup de réactions dans son milieu bourgeois et le milieu d'affaires où il œuvrait. À ses dires, il en aurait développé un grand sentiment de culpabilité envers sa femme et ses enfants qui souffraient de l'échec social accompagnant la faillite. Il s'était soudainement senti rejeté de tous, abandonné et mal aimé par ses confrères. À l'époque, il avait consulté un psychologue qui l'aurait aidé à traverser l'épreuve. Depuis, sa vie s'était détériorée non pas financièrement mais socialement. Il avait petit à petit tout arrêté, la vie sociale, le sport, et ne s'occupait presque plus de sa famille.

Ce qui ressortait des premiers moments de rencontre avec Paul était le sentiment d'échec qui l'avait poursuivi toute sa vie, échec dans ses études universitaires, échec devant les attentes de son père, devant la fortune familiale, échec dans sa vie amoureuse, échec dans le monde des affaires, échec vis-à-vis de ses associés, de ses enfants, échec, échec et échec.

Paul s'était caché sous une cuirasse sociale qui avait éclaté au moment de la faillite et de l'échec social qui avait suivi. Il s'était caché sous une cuirasse de protection, l'échec social avait fait éclater le corps bâti. Il s'était réfugié pendant quelques années dans la cuirasse du corps bafoué, la cuirasse du mal-aimé, se sentant rejeté, coupable et mal aimé. Maintenant, il était assis dans la cuirasse du désespoir, l'expression même du corps malade.

Paul me dit :

— On me dit très malade. Selon les médecins, il me reste une année de vie, approximativement, mais je n'arrive pas à les croire. Je ne me sens pas malade. J'ai mal mais j'ai mal depuis trois ans. Je suis habitué à vivre avec cette douleur. Je suis fatigué depuis toujours. Pourquoi est-ce qu'on me parle de cancer maintenant ? Je ne comprends pas.

Il fait une pause et me regarde. Paul est là, devant moi, il est transparent, je vois combien il est malade et je vois aussi qu'il peut choisir de quitter la vie, à tout moment.

Il ajoute :

— La maladie est peut-être la solution, je devrais quitter ce monde, ce serait plus simple.

Cette phrase dite, il libère un profond soupir qui le fait grimacer de douleur. Il ajoute tout en me regardant droit dans les yeux.

— Vous êtes mon dernier espoir, vous êtes ma dernière chance de guérison, même si je crois que là aussi je vais échouer, puisque ma vie n'est qu'un échec.

J'ose demander à Paul quelle était sa passion lorsqu'il était jeune. Il répond.

— J'avais la passion des animaux, j'aurais aimé devenir vétérinaire. C'était hors de question dans ma famille, ma mère détestait les animaux et mon père était un fanatique de la chasse. Les animaux n'existaient que pour être tués et non pas aimés. Vous comprenez... les animaux n'avaient pas leur place dans notre famille.

Il fait une pause et poursuit.

— J'ai découvert en thérapie que j'en ai profondément voulu à mon père de m'avoir forcé à devenir un homme d'affaires, ce que je ne suis pas. J'en ai aussi voulu à ma mère de ne pas m'avoir défendu devant ce père dictateur. J'étais fils unique. Mes parents ont tout misé sur moi. J'ai pourtant essayé, mais je n'ai pas réussi. J'ai passé ma vie à me venger de ce qu'ils m'ont fait. Ils ont détruit ma vie... Depuis trois ans, je ne ressens plus la colère, je ne ressens que l'échec, l'échec face à tout.

À la demande de ses parents, Paul était devenu un homme d'affaires gérant les sociétés familiales. Il avait tenté de remplacer son père. Non seulement les animaux n'avaient-ils pas leur place dans la famille, mais Paul non plus n'avait pas eu sa place. La place qu'on lui avait imposée allait à l'encontre de sa nature profonde. Paul avait vécu le compromis, il avait pris la place qu'on lui avait donnée et sa vie n'avait été qu'une succession d'échecs, car, inconsciemment, il sabotait tout. Il créait son propre échec en réaction à ce qu'on lui avait imposé. Il n'avait jamais pris sa place. Il était coupé de lui-même. Il était coupé de son corps et de sa propre maladie. Il était coupé de sa vie.

Je lui ai demandé :

— Paul, désirez-vous mourir ?

— J'ai envie de tout quitter. Les médecins me prédisent la mort pour bientôt. Je ne sais pas si je veux mourir, ce que je sais, c'est que je veux en finir avec cette vie qui n'est pas mienne et je déteste tous les gens qui en font partie. Non pas parce qu'ils ne sont pas corrects mais parce qu'ils font partie de cette vie qui n'est pas mienne, parce qu'ils font partie de mon impuissance. J'ai raté ma vie. Je ne veux pas rater ma mort. Si je viens vous voir c'est pour que vous m'aidiez à bien mourir. J'ose vous demander cela.

Ces derniers mots suscitent dans le corps de Paul un élan d'espoir. Son corps se redresse, ses yeux brillent, son visage s'est détendu. Paul me regarde encore droit dans les yeux. J'ai devant moi un homme différent. J'ai l'impression de percevoir l'espace de quelques secondes qui est vraiment Paul. Je ressens en moi une émotion profonde de joie. Je lui réponds :

— J'accepte, Paul, de vous accompagner dans le passage.

*

La cuirasse du mal-aimé

Le corps bafoué

Cette cuirasse fait son apparition vers l'âge de quatre ans et s'installe définitivement autour de sept ans. Elle recouvre la cuirasse du désespoir, elle est l'expression d'une réaction de survie au désespoir et à l'impuissance. Devant les certitudes acquises par la psyché dans la cuirasse du désespoir, le tout-petit réagit par des pensées compensatrices qui vont alimenter la cuirasse du mal-aimé : « Que puis-je faire pour être aimé ? Que puis-je faire pour être accepté ? Que puis-je faire pour me faire pardonner ? »

Cette cuirasse prend ses racines dans l'impuissance et conduit directement aux compulsions. Pour survivre, l'enfant crée une armure de compensation. Il tente de s'adapter autour de l'impuissance et du désespoir. Il construit autour d'un vide. Pour répondre à ce qu'il croit savoir, il développe des attitudes somatiques et psychiques du type « Pour être aimé, je dois être ainsi, pour être aimé je dois accepter ceci, pour être entendu je dois pleurer, je dois crier, pour être aimé je dois me taire. » En réponse, l'enfant développe un corps qui correspond exactement aux compulsions et aux attitudes de compensation : le corps bafoué.

Le manque, la peur, le vide affectif l'habitent. Le « moi » de l'enfant cuirassé se bâtit autour de ce centre vide. La recherche de compensations se fait dans la maladie affective du type « celui ou celle qui aime trop ou celui ou celle qui hait le sexe opposé ». Cette maladie l'amène à rechercher l'amour dans la nourriture, la performance à l'école, dans les jeux ou dans le sport. Ensuite viendra la compensation dans le mensonge, la manipulation, la suractivité, la paresse jusqu'à l'inertie. Avec l'âge, cette cuirasse évoluera en s'amplifiant dans son expression, car l'enfant sera encouragé par son milieu familial à conserver cette armure de compulsions et de compensations. Il en oubliera son impuissance, son désespoir. L'énergie vitale sera dirigée vers la recherche de l'amour tout autour du vide intérieur.

Le corps bafoué appartient à celui ou celle qui souffre dans son affect et qui est victime d'une blessure affective imprégnée non seulement dans son cœur mais dans son corps en entier. Cette blessure s'exprime par une recherche de l'amour à n'importe quel prix : au prix de sa vie, de son sang, de son corps. Le corps bafoué est un corps mal aimé, ballotté par les multiples émotions en dents de scie que lui fait vivre la recherche de l'amour.

Ce corps a souvent des problèmes de glucose, son carburant. Ballotté par les émotions, le système immunitaire ne sait plus reconnaître qui il est. Le sucre est en chute libre, le pancréas s'agite, l'insuline tente de s'adapter au déséquilibre.

En vieillissant, ce corps devient souvent flasque, soit

gros soit maigre. Il ne se tient plus, car le cœur du corps, le noyau de l'être est inexistant, le noyau est vide. La structure profonde n'est pas solide, car l'individu habitant ce corps n'a pas le sens de lui-même, il ne sait pas qui il est, il n'existe qu'à travers l'amour que l'on veut bien lui donner ou qu'on lui refuse.

Le corps bafoué a perdu son pouvoir intérieur, car il l'a semé aux quatre vents, le donnant aux autres par besoin d'amour, de reconnaissance, et pour qu'ils en abusent.

L'individu qui possède une telle cuirasse ne reconnaît pas ses besoins, il n'en a pas ou fait semblant de ne pas en avoir. Il reconnaît avant toute chose les besoins de l'autre, le pouvoir de l'autre, le mal-amour de l'autre. Il n'existe pas. Il est au service des caprices, des sautes d'humeur, des sourires ou non-sourires de l'autre. Il est dans l'autre, il est euphorique avec lui, il s'effondre avec lui. Il est incapable de dire non et tout aussi incapable de dire oui. Le cœur de son corps est vide, dénué de toute identité.

Le corps bafoué est aussi le corps des compulsions, à la recherche de l'amour, voguant de déception en déception, de rejet en rejet, d'abus en abus. Il envoie des signaux de fausse faim, de fausse soif, de faux paradis. Ce corps peut porter les traces de l'anorexie à la boulimie, de l'alcoolisme à la drogue.

Le corps bafoué a pour propriétaire l'homme ou la femme mal-aimé, souvent victime des autres, qui le persécutent. Le corps bafoué est mal aimé par son propriétaire, qui est le premier à en abuser. Autant le propriétaire de ce corps permet qu'on abuse de lui au nom de l'amour, autant il abusera de son propre corps. Ce qui émane de ce corps est la douleur.

L'individu au corps bafoué a besoin de souffrir pour exister ou se sentir aimé. Il a besoin d'un persécuteur. Il permet ainsi que l'on bafoue son esprit, son identité, son essence au nom de « je ne sais quel amour ». Il permet la persécution de son esprit et de son corps, ce qui est pour lui une preuve d'amour.

Cette persécution dans laquelle le propriétaire de cette cuirasse voit un signe d'amour, il la reproduit envers lui-même et envers son propre corps. Il se fait souffrir de faim, s'impose des jeûnes, va de régime en régime, se noie dans l'alcool, se perd dans le travail ou s'anesthésie dans la nourriture. Tous ces processus d'autodestruction sont profondément inconscients mais bel et bien inscrits dans son corps.

La cuirasse du corps bafoué est une cuirasse profonde, inscrite non seulement dans les muscles mais aussi dans un dérèglement des organes internes et de tout ce qui sert de carburant au corps : la lymphe, l'insuline, le glucose, le sang. Après celle du désespoir, elle est la troisième cuirasse de base.

*

L'HISTOIRE DE SYLVIA

Sylvia a trente ans, un joli visage qu'elle sait mettre en valeur par un jeu de maquillage. Son corps démontre une tendance à l'embonpoint. Elle semble porter encore sa graisse de bébé. Elle n'a pas un corps de femme mais de jeune adolescente qui ne s'est pas encore découverte.

Elle me regarde droit dans les yeux et me dit :

— J'ai trente ans. Je ne suis plus capable de souffrir ainsi, ma vie n'est que souffrance.

Soudainement Sylvia semble très vieille. Je lui demande si elle a des douleurs corporelles.

— Non, répond-elle, je n'ai pas mal dans mon corps, j'ai mal dans mon cœur. Je vais d'homme en homme. Je souffre beaucoup à cause d'eux. Ils veulent tous m'avoir dans leur lit. Je ne comprends pas car, moi, je me trouve laide et grosse. En plus, ils veulent la sexualité et moi je veux la tendresse.

Ces révélations m'étonnent. Je n'ai pas questionné Sylvia sur sa vie affective mais elle me livre ce qu'elle semble connaître le mieux. À la question sur sa présence au cours de mouvements d'éveil corporel, elle me dit : Je suis ici, car je ne connais pas mon corps. J'ai beaucoup de difficulté avec lui. Il ne m'écoute pas. Je le trouve gros, difforme ; il me résiste. Je voudrais être plus mince, j'ai tenté plusieurs régimes sans résultats. Lorsque je suis heureuse je maigris mais, le problème, c'est que, lorsque je suis malheureuse, je grossis parce que je mange tout le temps. Je suis souvent malheureuse, en voici la preuve.

Elle pointe du doigt ses hanches, ses cuisses. Sylvia soupire et sa bouche prend une moue de petite fille. J'ai maintenant devant moi une enfant de cinq ans. De grosses larmes coulent le long de son visage maquillé.

— Que se passe-t-il, Sylvia ?

— J'ai mal dans mon cœur. Je suis si triste, je viens de me séparer pour la ixième fois. Lorsque j'aime, on ne m'aime plus et lorsque je n'aime pas, on m'aime. Mon problème est que j'aime trop... je l'ai lu dans un livre.

J'avais envie de dire à Sylvia qu'elle vivait la même danse affective avec son corps mais elle n'aurait pas compris.

— Est-ce que je pourrais arriver à dompter mon corps ? On m'a dit qu'ici je pourrais mieux le comprendre.

— Je suis ici pour vous aider à mieux comprendre votre corps, mais votre corps n'est pas séparé de vous, Sylvia.

Sylvia ne semble pas m'entendre.

— Je veux être plus dure, mince, musclée et athlétique. Je veux que mon corps m'obéisse.

J'entendais Sylvia me dire qu'elle ne voulait plus souffrir et qu'elle voulait s'endurcir au-delà de son être bafoué, au-delà de son corps bafoué. Elle voulait se bâtir un corps, se bâtir une autre cuirasse pour ne pas sentir. J'avais de gros doutes sur sa capacité de s'intégrer à une classe.

— Sylvia, vous n'êtes pas ici pour dompter votre corps. Je ne vous y aiderai pas, au contraire, je vous invite à écouter et à établir une relation avec votre corps. Tout au long de l'heure et demie de travail au sol, les mouvements vont vous guider à établir un dialogue avec votre corps. Écoutez ses besoins, son langage.

Pour toute réponse, Sylvia me regarde avec de grands yeux remplis de larmes et me dit :

— Je vous comprends sans vous comprendre. J'ai besoin d'aide, c'est tout.

Mon intuition me guide à demander à Sylvia si elle peut se joindre à la classe de l'après-midi. Elle acquiesce.

Tout au long du travail corporel, Sylvia soupire

et arrête le mouvement bien avant les autres. Je donne toujours la même consigne à propos de la douleur : « Lorsqu'il y a douleur, accueillez-la, dialoguez avec elle, respirez, prenez votre temps. » Sylvia s'arrête pour l'écouter. De grosses larmes continuent de couler le long de ses joues maquillées. Elle ne semble être que douleur. Que pleure-t-elle ? Sa douleur affective ? Sa douleur physique ? Je fais attention à mon choix de mouvements pour qu'elle puisse participer comme les autres à la classe. Les mouvements choisis vont chercher les muscles de surface et libèrent le corps dans son ampleur. La cuirasse du corps bafoué de Sylvia semble accueillir la libération de l'énergie que ces mouvements provoquent. Son corps s'ouvre facilement pour laisser s'exprimer une douleur qui remonte à la surface de sa peau pour être libérée.

La classe se termine. J'invite les participants à maintenir le contact avec eux-mêmes et à prendre la position de leur choix. Sylvia se retourne immédiatement sur le ventre. Elle enfoui son visage dans le tapis et pleure abondamment. Son corps est secoué de soubresauts. Je laisse son corps pleurer. Cinq, sept minutes passent. Je demande aux participants de s'asseoir pour le partage. Sylvia se décolle péniblement du tapis. Elle écoute les autres échanger à leur rythme puis elle s'écrie comme un enfant qui cherche à prendre sa place :

— C'est dur ces mouvements d'éveil corporel. Je ne comprends pas, on m'avait dit que c'était doux mais c'est très dur. J'ai mal partout, je me sens courbaturée de partout. Mon corps n'est que douleur. Je ne suis que douleur. J'ai tellement mal.

Sylvia se remet à pleurer. Je reconnais les émotions en dents de scie du corps bafoué. Le langage verbal de Sylvia ressemble au langage de son corps. Inconsciemment, elle s'était rapprochée d'elle-même. Je lui réponds doucement :

— Sylvia, ce que vous venez de rencontrer, c'est tout simplement votre douleur, la douleur qui est là, dans votre corps qui souffre. Ce ne sont pas les mouvements d'éveil corporel qui sont difficiles, ce ne sont pas les balles qui vous font mal, mais la douleur qui est là dans votre corps. Elle n'est pas dans les balles, elle est en vous.

Sylvia me regarde avec violence. Va-t-elle me lancer une balle par la tête ?

Elle s'écrie :

— Je déteste ce corps, je le déteste.

Elle accompagne sa parole d'un coup de poing dans le tapis. À nouveau, j'ai devant moi la petite fille de quatre ou cinq ans. Son corps bafoué continue à s'exprimer.

Sylvia poursuit toujours avec beaucoup de colère mais, cette fois-ci, elle semble se parler en me questionnant.

— Pourquoi mon corps ne veut-il pas m'écouter ?

— Votre corps a peut-être besoin de vous parler et besoin que vous l'écoutiez.

La parole vient de Marie qui est assise à côté de Sylvia. Marie continue :

— Moi, c'est la maladie qui m'a amenée ici. Et vous ?

La question est lancée à Sylvia. Elle répond :

— Moi, c'est mon cœur.

*

La cuirasse de protection

Le corps bâti

La cuirasse de protection recouvre la cuirasse du mal-aimé. Le propriétaire du corps ainsi protégé a toujours un corps bafoué enfoui sous son corps bâti. En réaction à la victime qu'il est ou qu'il fut, le propriétaire a décidé par sa volonté de se fabriquer un corps, une cuirasse pour contrecarrer les attaques. Cette cuirasse s'est donc bâtie avec la volonté de se durcir pour ne pas souffrir.

Cette cuirasse peut faire son apparition dès l'âge de quatre ans pour s'installer définitivement entre six ans et, tardivement, vingt et un ans. L'enfant, l'adolescent ou le jeune adulte fait le choix conscient de ne plus souffrir et se crée dans la psyché et dans le corps une cuirasse mentale, émotionnelle et physique. Les idées qui ont nourri le corps bafoué telles « Que puis-je faire pour les rendre heureux ? » ou « Qu'est-ce que j'ai fait de mal ? » se transformeront en certitudes face à la vie, face à l'amour, face aux autres. Ces énoncés tels que « La vie est difficile, je me dois d'être dur. Je n'ai pas besoin d'amour pour vivre. Je n'ai pas besoin des autres. Je préfère être seul » vont favoriser le durcissement de la cuirasse. La psyché se protège des attaques du non-amour.

Selon l'importance de la blessure familiale et personnelle, il arrive que l'enfant bâtisse encore plus tôt sa cuirasse, s'il le faut dès l'âge de trois ans, pour survivre à lui-même et à son milieu. Cette cuirasse peut aussi faire son apparition plus tard, car les enfants ne réagissent pas tous par le désir de protection ou le besoin de se défendre. Certains enfants vont plutôt grandir avec un corps bafoué qu'ils vont traîner dans l'adolescence et jusqu'à l'âge adulte. Soudainement, de souffrance en souffrance, de blessure en blessure, le propriétaire d'un corps bafoué peut décider, à vingt et un ans par exemple, de se bâtir une cuirasse de protection et un corps de défense.

La cuirasse de protection est une défense. Le corps est raide même s'il donne des allures de souplesse. Souvent ce corps fera du sport, de la musculation ou une forme de gymnastique pour se tonifier de l'extérieur et éviter ainsi de ressentir la douleur, le vide, la dépression et le manque. Mais, sous ses abords de souplesse, il est raidi par son besoin de se protéger, il est un corps de volonté et non pas un corps d'amour.

Ce corps bâti ressemble à une forteresse et correspond à la personnalité de l'attaquant ou de l'insensible ou intouchable. Il en émane une froideur, une rigidité, une défense. Il a de la difficulté à toucher ou à être touché, il ne connaît pas la tendresse, il est dur. La rigidité est son expression et sa protection. Il repousse plutôt que d'épouser une forme aimante qui se donnerait à lui.

En se protégeant des autres, il se protège surtout de lui-même. Il n'exprimera pas facilement ses émotions, il a peur autant des siennes que de celles des autres. Pour survivre avec son corps bafoué, il s'est édifié une structure mentale, psychique et même intellectuelle, fondée sur des certitudes qui lui évitent de se ressentir ou de ressentir les autres. Il vit dans une tour d'ivoire qui le maintient à la surface de son corps bafoué, expression de sa douleur.

Le propriétaire de cette cuirasse vit à l'extérieur de lui-même, il ne cherche pas son identité chez l'autre. Au contraire, il s'est bâti une identité sur les fondations de sa propre protection, de sa propre défense contre les attaques venant tant de l'extérieur que de l'intérieur de lui-même. Il s'est coupé de lui-même et de sa souffrance. Il s'est coupé de l'amour.

L'individu qui vit avec ce corps est souvent l'adepte de quelque chose, il a besoin de s'associer soit à un mouvement social, soit à une secte, soit à un regroupement sportif, ce qui a pour effet de nourrir l'identité de sa cuirasse protectrice. Il a besoin de s'entourer de semblables pour s'aider et se donner les raisons sociales, religieuses ou sectaires de continuer à maintenir sa protection.

En apparence, le propriétaire de cette cuirasse est soit un persécuteur soit un sauveteur. Il s'occupe volontiers de sauver de pauvres victimes aux corps bafoués, tout comme il tente de se sauver lui-même ou, à l'inverse, il persécute les victimes aux corps bafoués tout comme il persécute son propre corps.

La cuirasse de protection est une cuirasse de domination par opposition à celle du mal-aimé, qui est une cuirasse de victime. Le corps bâti domine dans la sexualité, dans le pouvoir et dans le cœur. Il se cache derrière un sentiment de supériorité mais qui sous-tend un complexe d'infériorité.

Le corps bâti est identifié à sa défense, à sa protection. Il se sent fort, beau, grand et musclé, sportif, performant et en bonne santé. Il peut même s'identifier au héros ou au super-héros. Il semble se tenir mais il n'est tenu que par ses muscles de surface, par le tonus extérieur. Il suffit de gratter la surface pour trouver un corps dont le centre est vide, qui peut en tout temps s'effondrer.

Le propriétaire de ce corps tente de contrôler sa vie et la vie des autres. Il contrôle ses pulsions ou les nie tout simplement. Il se maintient en contrôle. Sa respiration est non seulement bloquée, mais apprise et bâtie tout comme sa cuirasse. Elle est yogique, zen ou aérobique. Elle est apprise, étudiée et identifiée à un système de croyance. Elle est tout sauf naturelle. Ce corps respire à l'inverse du mouvement naturel du corps, là où le corps devrait inspirer, il expire, et là où le corps devrait naturellement expirer, il inspire. Ainsi, il ne laisse pas passer la vie spontanément en lui, il la contrôle, car s'il la laissait passer, il perdrait le contrôle sur son édification et sur sa cuirasse de protection.

La personnalité de ce corps est totalement identifiée à la performance, à la performance sexuelle, matérielle, à la performance du pouvoir, du cœur ou des capacités psychiques. C'est un corps de surface qui a une personnalité de surface. L'individu vivant dans ce corps est séparé de lui-même, de sa source, de son essence.

*

L'HISTOIRE DE PATRICK

Patrick a quarante ans lorsqu'il vient me consulter. Il se dégage de lui une assurance qui est presque une forme d'impertinence lorsqu'il jette un regard sur moi. Je vois dans ses yeux que je suis, pour lui, une belle femme. Je vois son corps se positionner pour me séduire. Avant même que je ne l'interroge, Patrick m'informe qu'il est thérapeute corporel et qu'il désire connaître dans son corps ce qu'est cette approche globale que je propose dans mon livre Mouvements d'éveil corporel, *pour lequel il me félicite en ajoutant qu'il est tout à fait en accord avec ce que j'ai écrit.*

— J'y crois, me lance-t-il.

Patrick me fait la conversation et semble vouloir meubler toute la durée de l'entrevue. Cela fait environ sept minutes qu'il est dans mon bureau et je n'ai pas encore réussi à lui poser une question. Il prend toute la place et semble vouloir poursuivre. Je le laisse aller et j'utilise ce temps pour observer son corps musclé, emprisonné dans l'ego qu'il s'est édifié.

Le langage verbal que me tient Patrick est complètement coupé de son corps. Patrick me parle de son enfance et de la violence physique qu'il a connue. Ce qu'il me dit devrait soulever une gamme d'émotions mais son corps ne répond pas. Il est figé, rigide et ne respire pas, son visage n'a pas vraiment d'expression, il n'y a aucune émotion. Seule la voix trahit par moment un resserrement, un semblant d'émotion venant de la gorge et du cœur. J'ai devant moi une forme robotisée qui me parle.

Patrick me raconte qu'il a été battu presque tous les soirs de sa petite enfance par son père et son grand-père, jusqu'au moment où sa mère a choisi de quitter le domicile conjugal en l'emmenant avec elle. Le regard de Patrick est vide, j'ai l'impression qu'il se parle à lui-même. Je le sens profondément seul. Je n'existe plus. Puis vient un long silence. J'en profite pour poser une question.

— Patrick, quelle relation avez-vous avec votre corps ?

Il sursaute et, pendant quelques secondes, la question semble déstabiliser son ego. Je vois dans ses yeux un monde de tristesse. Très rapidement il se reprend pour me dire :

— J'ai longtemps détesté mon corps. Lorsque j'étais petit, j'étais quasi obèse. Je mangeais tout le temps. J'étais très malheureux. Ma mère tentait de contrôler mon poids en m'imposant des régimes. Rien ne fonctionnait. À l'âge de treize ans, j'ai découvert les arts martiaux. Ma vie a changé. Je me suis totalement transformé. Je m'y suis consacré corps et âme jusqu'à l'âge de trente ans. Je voulais devenir un sansaï *(entraîneur) jusqu'à ce que je me blesse en compétition à trois reprises. J'ai alors été obligé d'abandonner les arts martiaux et d'orienter ma carrière différemment. Je suis maintenant thérapeute corporel.*

Patrick fait une pause rapide et ajoute en me regardant avec provocation :

— Je vais aller plus loin et vous dire que maintenant j'aime mon corps, je le trouve beau. J'ai beaucoup travaillé pour avoir le corps que j'ai.

Je pose mon regard sur son corps bâti, je n'y vois qu'une prison de muscles sous laquelle il est enfoui. Patrick continue de vouloir mener l'entrevue mais j'interviens pour le questionner.

— Patrick, en quoi mon approche vous attire-t-elle ? Ce que j'offre est à l'opposé des arts martiaux.

— Je cherche autre chose que ce que j'ai toujours

connu. J'ai maintenant quarante ans et mon corps me le fait sentir de plus en plus. Mon travail de thérapeute corporel est exigeant physiquement, j'ai beaucoup de douleur et j'ai besoin d'aide. Mon corps ne m'obéit plus.

Soudainement, j'ai devant moi un autre Patrick, son ego semble chuter de toute sa hauteur, l'air devient plus respirable. Patrick semble se rapetisser sur le fauteuil devant moi. Je vois apparaître un corps de souffrance, un corps bafoué. Les émotions circulent à la surface de sa peau. Patrick a relâché son corps bâti, il est en contact avec sa douleur. Je suis obligée de prendre une grande respiration pour ne pas être happée. Ce qui émane de lui est tellement douloureux que cela me touche à distance. Je sens un monde de souffrance, là, accumulée depuis des années sous la cuirasse de protection du corps bâti.

Je demande à Patrick :

— Êtes-vous prêt à rencontrer la douleur qui est là en vous ?

Patrick se reprend et se met à rire, mais son rire est amer.

— Ce sera plus difficile que les arts martiaux ? Est-ce que les balles de tennis vont m'attaquer ?

Patrick vient de reprendre sa cuirasse de protection, il est sur la défensive. Le mot « douleur » dans ma question l'a provoqué. Ses mâchoires sont figées et il attend. Je réalise à quel point Patrick s'est cuirassé contre sa douleur.

Je lui réponds doucement.

— Les balles de tennis ne sont pas là pour vous attaquer, ce ne sont pas les balles qui font mal mais la douleur affective emprisonnée dans vos muscles qui fait mal. Saisissez-vous la nuance ?

Je ne lui laisse pas le temps de me répondre et j'enchaîne aussitôt sur son travail de thérapeute. Patrick se détend. Il laisse tomber un peu ses défenses. Je lui propose de se joindre à une classe avancée qui se donne en soirée.

— Je serai au rendez-vous.

Patrick est étendu au sol, l'arrière de ses jambes touche à peine le sol. Son corps semble reposer sur quelques pointes de masses musculaires. Il est en suspension. Il essaie pourtant de s'étirer, mais en vain, son corps semble n'être qu'un grand spasme. J'ai introduit Patrick dans une classe où les gens travaillent leur corps depuis longtemps. Étant donné la cuirasse de protection que Patrick s'était créée, la classe avancée était la seule façon d'aller à la rencontre de son armure. Patrick était un thérapeute corporel et connaissait déjà très bien le corps. Cela pouvait l'aider ou lui nuire. J'ai risqué le tout pour le tout parce que je savais que Patrick se serait ennuyé dans une classe de débutants.

Étendu au sol, Patrick essaie d'être parfait. Il tente de positionner son corps même si la consigne est de le laisser aller en position spontanée. Il tente de répondre à l'image. Mais, plus la classe avance, plus Patrick semble oublier sa protection, il entre dans le mouvement. Pris par le rythme d'enchaînement qui est plus rapide que dans une classe de débutant, Patrick se retrouve rapidement face à ses limites. Il ne peut plus performer. Il perd le contrôle, son esprit ne suit plus. Il tente de reprendre le contrôle mais n'y arrive pas. Son corps se met à réagir aux étirements prolongés et aux positions qui permettent de faire lâcher les cuirasses. Il tremble et est incapable d'arrêter les tremblements. Je lui suggère alors de laisser trembler. Il me regarde avec des yeux de colère. Je rappelle au groupe que les tremblements sont l'expression de l'énergie de vie qui passe dans la cuirasse et qui permet à l'armure de s'ouvrir. Les jambes, les bras de Patrick sont pris de soubresauts. Patrick n'a même plus le temps d'être en colère, il ressemble à un pompier qui tente d'éteindre les différents foyers d'incendie. Il se bat avec sa propre cuirasse mais sans réussir. La vie est plus forte que lui. La classe se termine par des mouvements en douceur, mouvements d'ouverture et d'harmonisation. Patrick est calme. Il semble savourer le travail d'ouverture. Je suggère aux gens de partager deux à deux. Je me dirige vers lui pour écouter ce qu'il a à dire. Il me regarde. Son regard a changé, il est vivant. Il me dit :

— Je viens de comprendre ce que des années d'étude n'ont jamais réussi à me faire comprendre.

Il fait une pause, des larmes viennent à ses yeux. Il me prend la main pour la serrer très fort.

Je savais que le travail avec Patrick serait long et je me demandais s'il aurait le courage d'aller au bout de cet engagement avec lui-même. Je savais aussi qu'il serait confronté à son degré de motivation. Patrick s'était inscrit parce qu'il souffrait dans son corps et aussi par volonté et par curiosité. Son ego était très ancré dans sa cuirasse de protection.

*

Les cuirasses d'identification

Qui suis-je ?
Suis-je lui ou elle ?
Suis-je le miroir ou son regard ?
Suis-je l'emploi ou le titre ?
Qui suis-je ?

La cuirasse parentale

Le corps des parents

Le corps de nos parents est inscrit dans notre corps. La cuirasse parentale fait partie du processus d'identification. Cette recherche d'identité s'inscrit dans le besoin très profond d'en venir un jour à se différencier d'eux pour devenir une personne à part entière, un individu.

La cuirasse parentale peut avoir une longue vie, selon le besoin d'identification de l'individu qui la porte. Si le besoin de s'identifier au parent est nécessaire à l'existence, elle vivra longtemps. Elle peut tout aussi aisément se défaire si l'individu qui la porte reconnaît sa propre identité et n'a plus besoin de celle de ses parents.

La cuirasse parentale est l'expression même d'une recherche d'identité qui débute dès l'apparition du « moi », vers l'âge de quatre ans ou quelquefois avant, selon l'évolution des enfants.

Pour l'enfant, le besoin de s'identifier à ses parents fait partie du processus normal d'évolution. Par l'imitation, nous avons tous tenté de nous identifier à nos parents ou aux substituts parentaux. Lorsque cette recherche d'identité n'est pas comblée, l'enfant devenu adolescent, puis l'adolescent devenu adulte, continue de chercher à s'identifier à une figure sur laquelle il projette l'image du père ou de la mère, et cela jusqu'au jour où il s'en libère pour retrouver sa propre identité. Le processus d'individuation est alors atteint.

Ce processus d'identification se vit dans la psyché et aussi dans le corps, reflet transparent de notre esprit. Notre corps ne ment pas, il est l'expression même de notre histoire et, par le fait même, de notre recherche d'identité.

Donc, le corps de nos parents est inscrit dans notre corps. Cette inscription s'est faite par besoin de s'identifier, mais elle existe bien au-delà de la génétique et de la ressemblance que nous avons avec les membres de notre famille, père, mère, sœurs, frères, oncles et tantes. Il existe une tout autre ressemblance, vécue par besoin d'aimer et d'être aimé.

Le propriétaire du corps à la cuirasse parentale a dans son corps le corps de son père, de sa mère et un mélange des deux, en fonction du processus d'identité. Quel est le corps de ce parent ? Et quelles sont ses cuirasses prédominantes ? Jusqu'où ira l'identification ?

L'exemple de Mario

Mario est âgé de cinq ans, et déjà il se construit la cuirasse d'un mal-aimé car, pendant toute sa petite enfance, il a été bafoué par son père. Le corps du père de Mario ressemble à un Rambo. C'est donc un corps bâti, alors que la mère de Mario a, comme lui, un corps de mal-aimée.

La mère de Mario se fait aussi bafouer. Le père semble être le persécuteur de la famille. Ancien alcoolique, il possède la cuirasse du mal-aimé qui l'a mené à l'alcoolisme, mais il s'est coupé de sa douleur en se dotant d'un corps bâti, le corps de Rambo.

Le petit Mario se sent très bien compris par sa mère, elle-même malmenée par son mari. Mario a l'impression que son père ne l'aime pas et n'aime pas sa mère. Devant une telle douleur, Mario est certain d'avoir fait quelque chose de mal pour avoir ainsi perdu l'amour de son père et fait en sorte que sa mère souffre. Il voudrait lui enlever sa douleur et il voudrait aussi se battre contre son père, mais il en est incapable. Mario est trop petit.

Il est déchiré entre le désir de l'amour de son père et le besoin de protéger sa mère et lui-même des attaques de son père. Sa cuirasse de mal-aimé est renforcée par une identification profonde à sa mère. Il la comprend, il l'imite dans sa posture et même dans sa façon de répondre à son père. Il a perdu l'amour de son père, il se sent coupable, il baisse les épaules, courbe l'échine.

Plus il vieillit, plus son corps prend la forme du corps bafoué et plus son sentiment de culpabilité et celui d'être mal-aimé nourrissent cette cuirasse. Sa mère voit en lui un allié et, inconsciemment, entretient la cuirasse. Il devient son confident, elle lui prête son malheur. Il devient son homme et son sauveteur.

Un jour, Mario atteint l'adolescence. Son corps se transforme. L'adolescent côtoie des jeunes de son âge et découvre un autre monde. Il a soudainement un besoin profond de couper le cordon ombilical avec sa famille dysfonctionnelle. Un matin, le père, qui lui aussi a vieilli, est encore en train de frapper sa femme. Mario se révolte, hausse le ton et ose l'affronter. Ce dernier réagit en voulant battre Mario mais en est incapable car, maintenant, Mario est plus fort que lui.

La mère assiste au combat dont son « homme-adolescent » sort vainqueur. Elle jubile, car elle aura enfin sa revanche. L'adolescent en prend conscience et décide de bâtir son corps. Il va au gymnase, fait des poids et haltères. Il choisit d'enfouir son corps bafoué et sa cuirasse de mal-aimé sous un corps bâti. Il fait des arts martiaux, et peut dorénavant battre son père qui n'ose plus lever la main sur lui ni sur sa mère.

Le processus se poursuit et Mario trouve dans ce nouveau corps puissance et pouvoir de domination. Lui qui a été tant dominé peut maintenant dominer à son tour. Méticuleusement, il nourrit ce corps et devient à son tour un Rambo comme son père. Ce qu'il ignore, c'est qu'en imitant son corps, il est en train de retrouver l'amour de son père.

Étrangement, son père veut échanger avec lui. Il voit dans le corps de son fils une reconnaissance, une identité. Son fils n'est plus « une pâte molle » mais un corps dur. Il veut se rapprocher de lui pour lui inculquer encore davantage les valeurs de cette identité. Mario a l'impression de retrouver l'amour de son père, à la grande surprise de sa mère qui perd son allié, son sauveteur, son confident. Elle continue de voir en lui son « homme » et continue de tenter de le dominer jusqu'au jour où… Mario n'est plus capable de supporter ce lien qui l'étouffe. Dans une tentative de se couper du corps bafoué de sa mère et de son propre corps bafoué, il lève la main sur elle, une fois, deux fois, trois fois. Soudainement, il voit dans son geste celui de son père. Dégoûté de lui-même, il quitte la maison pour ne plus y revenir. Mario se déteste, il veut se détruire, il tombe dans l'alcoolisme et la drogue comme son père.

L'histoire de Mario est véridique, bien que les cuirasses parentales ne conduisent pas toutes à l'alcoolisme et à l'autodestruction. La cuirasse parentale est puissante, car, dans ce processus d'imitation, l'individu s'éloigne de son corps pour porter le corps d'un des parents ou des deux. Dans cette cuirasse, la symbiose est très forte, et peut aller jusqu'à l'imitation, jusqu'à se « donner » la même maladie que le parent auquel il s'identifie. Cette cuirasse existe au-delà de la génétique, elle est purement psychique et physique.

*

L'HISTOIRE D'ALEXANDRE

Dès qu'Alexandre est entré dans mon bureau, j'ai reconnu le corps de sa mère, elle-même inscrite à des classes de mouvements d'éveil corporel chez moi. Alexandre était un homme dans un corps de femme. Son bassin était large, il faisait un peu d'embonpoint aux hanches. Il était tout simplement le double du corps de sa mère. Quand je lui ai demandé pourquoi il voulait venir aux classes, il m'a répondu :

— Je viens parce que ma mère m'a dit que ce serait bon pour moi.

Alexandre me regardait avec des yeux candides. Je lui ai demandé son âge.

— Je viens tout juste d'avoir trente-neuf ans.

Alexandre a le corps d'un enfant de neuf ans à la recherche de son identité sexuelle. Je lui demande de décrire la relation qu'il a avec son corps.

— J'ai de légers problèmes d'embonpoint, tout comme ma mère, que vous connaissez. Elle et moi, c'est pareil. Nous nous ressemblons en tous points. Tout ce qu'elle fait pour maigrir, je le fais aussi. Ainsi, nous nous encourageons. Mes employés mâles trouvent que j'ai le corps d'une femme et certains se moquent gentiment de moi.

Il me montre ses seins. Alexandre porte un chandail très moulant, ce qui me permets de voir des protubérances de graisse au niveau de la poitrine, comme des seins de jeune fille en train de se développer. Il fait une pause, soupire et regarde ses mains, geste identique à celui de sa mère qui était assise sur le même fauteuil trois mois auparavant. Je ne peux que constater combien Alexandre a épousé le corps de sa mère, ses gestes, tout... Une parfaite ressemblance. Il poursuit :

— Je fais fi de mes employés. Ils sont tous profondément « gay » mais musclés comme de vrais « machos ». Alors ? Où est l'erreur ?

Il se met à rire et continue :

— J'ai oublié de vous dire que je suis coiffeur. J'ai repris le salon de coiffure de ma mère. Elle est

aussi coiffeuse et a eu son salon pendant trente ans. La pauvre, elle a été abandonnée après ma naissance par mon père. Il ne pouvait accepter qu'elle gagne mieux sa vie que lui. Il était trop macho et incompétent. Il n'arrivait pas à garder ses emplois. C'était un homme faible.

— Vous ne semblez pas avoir une haute opinion de votre père, Alexandre.

— Moi ? Je déteste mon père. Il a été un vrai salaud. Ma mère est une sainte femme. Une femme forte qui m'a élevé seule. Je lui dois tout, même mon métier.

Alexandre me décrivait sa relation symbiotique avec sa mère. Cette symbiose allait jusqu'à devenir la copie conforme du corps de sa mère par amour et par besoin d'identification. J'ai appris par la suite qu'à la demande de sa mère, il avait quitté la maison à l'âge de trente ans et qu'il vivait seul.

— Ma mère, un jour, a décidé d'aller vivre en Floride, aux États-Unis. Elle en rêvait depuis toujours. Maintenant, elle vit six mois là-bas et six mois au Québec. Un jour je pourrai moi aussi vivre comme elle.

— Vous semblez être très attaché à votre mère.

— Oui, j'aime profondément ma mère, elle est ce que j'ai de plus précieux au monde. Lorsqu'elle me quitte pour la Floride, j'ai mal au ventre pendant six mois. Je lui téléphone tous les jours et, dès que je le peux, je lui rends visite. Croyez-vous que je vais cesser d'avoir mal au ventre avec les cours de mouvements d'éveil corporel ? C'est un mal bizarre, c'est un mal dans les entrailles. J'ai consulté mais on n'a rien trouvé. De plus, je ne sais pas si vous avez remar-

qué que j'ai un ventre protubérant comme une femme enceinte. C'est étrange, n'est-ce pas ?

Il était trop tôt pour dire à Alexandre que ce ventre était l'expression ultime du ventre de la symbiose. Psychiquement, le cordon ombilical n'était pas encore coupé, d'où la protubérance.

— Puis-je être dans la même classe que ma mère ?

— Non, Alexandre, je vous invite à participer à une autre classe.

— Oh ! Je sais, vous trouvez que j'exagère en voulant être encore avec ma mère. Connaissez-vous l'expression telle mère, telle fille ?

— Oui, je connais cette expression.

— Eh bien, dans mon cas, on pourrait dire telle mère, tel fils. Vous savez, ma mère m'a nommé Alexandre en souvenir du grand coiffeur Alexandre.

Il me regarde, ravi.

Le travail corporel allait aider Alexandre à retrouver son propre corps et son propre ventre. Serait-il capable de se libérer de cet amour symbiotique pour sa mère ? Il n'avait eu ni père ni substitut paternel. Il avait été le fils de sa mère. Serait-il capable d'exister sans cette recherche d'identité ?

*

La cuirasse d'appartenance

Le corps du groupe

La cuirasse d'appartenance commence à se former à l'adolescence et peut continuer à évoluer jusqu'à l'âge adulte. L'adulte qui a conservé une telle cuirasse a interrompu son évolution affective à l'adolescence. C'est l'éternel adolescent.

Cette cuirasse s'exprime par la quête d'une identité qui va au-delà de celle des parents, le besoin d'appartenir, d'être lié à un phénomène social, parfois à travers la mode. Cette cuirasse est superficielle et transparente en ce sens que l'œil aguerri reconnaît facilement les autres cuirasses qui continuent à s'exprimer à travers elle. Si elle est maintenue longtemps, elle finit par s'incruster dans la posture, les muscles et le tissu conjonctif et évolue en une cuirasse sociale ou la cuirasse narcissique. L'importance de cette cuirasse superficielle, son pouvoir sur l'individu, dépend de son évolution affective et de sa quête d'identité.

Il est aisé de voir l'apparition de cette cuirasse chez nos adolescentes et nos adolescents, produits typiques du phénomène de la mode. Le corps revêt une cuirasse d'appartenance. Il épouse les formes, la minceur, la rondeur jusqu'aux tatouages, *piercing*, hiéroglyphes et autres. Sous cette cuirasse se cachent les cuirasses de base, jusqu'à la cuirasse parentale. La cuirasse d'appartenance repose sur les autres cuirasses qui se sont développées plus jeune et s'en nourrit.

La cuirasse d'appartenance découle de la recherche naturelle d'individuation. Elle s'installe pour quelques années pour se retirer par la suite. L'adolescent prend la mode pour famille et, pour parents, les top models, les chanteurs au top 10, les acteurs ou les actrices. Cette cuirasse illustre chez l'adolescent un besoin de se couper de la famille pour entrer dans une famille plus sociale, plus *cool*. Les points de repère se transforment ainsi que les valeurs.

Même si elle est de courte durée, cette cuirasse peut entraîner le corps dans une grande danse initiatique où le choix de vivre ou de mourir est au rendez-vous. Cela dépend de l'importance du besoin de s'identifier à… et de se désidentifier de… Elle est la porte de sortie du monde de l'enfance et la porte d'entrée du monde de l'adolescence. Elle fait partie des rites de passage.

Comment cette initiation est-elle vécue ? Le corps utilisera-t-il la transparence et l'instabilité de cette cuirasse pour naître à son individualité ou s'enfoncera-t-il dans l'imitation et la perte d'identité ? Le passage est étroit et son expression initiatique.

La cuirasse d'appartenance se crée au cours d'une période de crise, une période d'évolution, à travers une poussée hormonale. Les hormones seront le carburant de l'initiation et de la force de son expression. Cette crise n'est pas isolée de l'influence des cuirasses de base et d'identification qui sont cachées sous la cuirasse d'appartenance. Si la cuirasse fondamentale est forte, si la cuirasse du mal-aimé transpire la douleur, si la cuirasse parentale est rejetée à tout prix, la crise peut être vécue comme une réelle explosion et aller jusqu'à l'abandon de toutes les valeurs qui balisaient la vie de l'adolescent.

Autant l'adolescent s'est senti abandonné, rejeté,

victime d'abus ou bafoué dans son enfance, autant il abandonne, rejette et bafoue sa famille, ses parents, pour se retrouver dans le monde de la mode ou du clan d'appartenance dont les frontières sont larges et où les « parents » ne sont connus qu'à travers les revues, la télévision ou les vidéoclips. Le besoin de s'identifier et de se désidentifier est vécu dans l'extrême. L'adolescent propriétaire d'une cuirasse d'appartenance est projeté dans une jungle où il est dangereux de se perdre. L'initiation est violente et risquée, car la jungle de la mode n'est pas une jungle végétale et animale, elle est humaine et ses lois sont dures. Elles sont fondées sur le paraître, le narcissisme, sur tout ce qui entraîne à l'extérieur de soi dans la séparation de l'être. Ce que l'adolescent ne comprend pas encore est que cette pulsion d'abandonner les valeurs familiales est vécue comme un réel auto-abandon, auto-rejet de sa personne.

Plus les cuirasses de base étaient fortes, plus cette initiation est vécue dans le déséquilibre. Le passage est délicat. Le corps peut exprimer son déséquilibre en laissant apparaître à nouveau des symptômes de maladies psychosomatiques qui avaient déjà planté leur semence de quatre à sept ans.

Si la cuirasse d'appartenance peut être destructrice, elle peut aussi être salvatrice. Une fois la crise passée, l'adolescent ressent le besoin profond de se retrouver, de retrouver qui il est vraiment, de retrouver son propre corps. Ou bien, il sent le besoin de se perdre encore plus profondément, faisant de l'abandon de la famille et du rejet de ses valeurs un auto-abandon et un autorejet de lui-même. Perdu, errant, l'âme en peine, il risque de rejeter aussi la famille de la mode et ses faux parents, et de se retrouver seul.

Cette initiation laissera des traces plus ou moins grandes – corps anorexique, corps boulimique, corps déformé par les chaussures à hauts talons, corps brisé par l'alcool ou les drogues, corps épuisé par l'entraînement physique, la performance sportive, corps perdu et corps errant.

L'HISTOIRE D'ÉLOÏSE

Lorsque Éloïse se présente pour son entrevue, elle a dix-neuf ans. Elle veut se joindre à une classe parce qu'elle souffre de douleurs intenses au dos et de douleurs menstruelles qui la forcent à s'aliter chaque mois. Elle est allée consulter deux médecins pour avoir deux avis. Ils lui ont fait passer une batterie de tests dont elle ne connaît pas encore les résultats.

Le corps d'Éloïse semble sortir directement des pages de magazines comme ELLE, Vogue *ou* Harper's Bazar. *Elle est la copie conforme de Claudia Schiffer. Éloïse vit avec Henri, un homme plus âgé qu'elle, qui pourrait avoir l'âge de son père. Il est cinéaste et elle est actrice.*

Tout au long de l'entrevue, j'observe que, chez Éloïse, tout est posé. Sa voix est posée, son regard est posé, son sourire est posé, ses gestes sont posés, son corps est posé. Il n'y a aucune spontanéité. Elle est une magnifique statue de mode.

Éloïse me décrit son emploi du temps, rempli de cours pour améliorer l'actrice qu'elle est ou de cocktails pour suivre l'homme de sa vie. Elle évite de me parler de sa douleur physique. Je choisis donc de la questionner directement sur son mal de dos.

— Quand vos douleurs au dos ont-elles commencé ?

— Lorsque j'ai emménagé avec Henri. Elles me donnent quelquefois l'impression d'avoir quatre-vingts ans. C'est horrible.

— Est-ce pour vous le fruit du hasard ou y voyez-vous un lien ?

— Le seul lien que je peux voir est qu'Henri me pousse beaucoup. Il voit en moi beaucoup de talent. Je veux être parfaite pour lui.

— Éloïse, voyez-vous en vous-même beaucoup de talent ?

— Non, je ne vois pas ce que Henri voit en moi. Je choisis de le croire. C'est plus facile.

Éloïse me répond d'une façon telle que j'ai l'impression d'être soudainement l'animatrice d'une émission de télévision. Éloïse ne parle pas, elle me regarde. Je continue de la questionner pour avoir des informations sur elle, rien ne vient spontanément. Elle ne donne pas, elle attend.

— Quand vos douleurs menstruelles ont-elles pris cette intensité ?

— Depuis toujours.

Éloïse reste fermée. Elle ne livre rien. Je décide alors de tenter le tout pour le tout.

— Éloïse, plus vous allez me donner d'informations, plus je serai en mesure de vous guider dans cette rencontre intime avec votre corps et les douleurs qui vous assaillent. Désirez-vous m'aider à vous aider ?

— Oui, mais je suis mal à l'aise, je n'ai pas l'habitude de me raconter.

Éloïse fait une pause. Elle regarde ses doigts. Elle parle les yeux dirigés vers le sol.

— Mes douleurs ont commencé lorsque j'avais dix ans. Je passais une audition. J'avais affreusement mal mais je n'osais pas le dire à ma mère qui m'accompagnait et surtout pas à l'équipe. Nous prenions des séries de photos et j'ai perdu conscience tellement la douleur était insoutenable. Lorsque je suis revenue à moi, je saignais pour la première fois. C'était horrible. J'avais tellement honte.

Éloïse perd soudainement sa façade et hésite à poursuivre.

— Ma mère aussi a eu honte. Elle n'était pas contente. Depuis ce temps, j'ai toujours eu mal, je suis obligée de tout arrêter lorsque viennent mes règles. Imaginez si je suis en plein tournage. C'est horrible.

— Éloïse, à quel âge avez-vous commencé à passer des auditions ?

— À l'âge de trois ans. J'étais très jolie à l'époque.

— Vous parlez de vous comme si vous aviez perdu votre beauté.

— Je suis maintenant trop vieille pour le modeling. *J'ai tout arrêté. Je m'oriente vers le cinéma.*

Éloïse avait raison, elle était très vieille mais pas pour le modeling. *Elle était trop vieille pour son âge et son corps le lui disait. Je regarde devant moi la copie de Claudia Schiffer faire une moue de tristesse.*

— Éloïse, est-ce que vous vous amusez ? Prenez-vous le temps de jouer ?

— Je n'ai pas eu d'enfance, ma mère m'a beaucoup poussée, tout comme le fait Henri. Je ne veux pas les décevoir. Tous les deux misent beaucoup sur moi. Ils

croient que j'ai beaucoup de talent. Ils ont raison de miser sur moi, ils savent que je ne vais pas les décevoir.

— Éloïse, quelque chose m'intrigue : lorsque vous vous regardez dans le miroir, qui voyez-vous ?

Éloïse part à rire et, pour la première fois, elle se détend.

— Je vois Claudia Schiffer, il paraît que je lui ressemble.

— Éloïse, où est Éloïse ?

Éloïse-Claudia me regarde, elle devient toute petite sur le fauteuil.

— Je ne sais pas.

Je décide d'inviter Éloïse à participer à une classe de débutants que je donne l'après-midi même. Ils en sont à leur troisième cours. Elle acquiesce et me suit. Nous entrons dans la classe et tous les participants et participantes la regardent avec admiration. J'avais oublié qu'Éloïse est très belle, selon les critères de la mode. Je me demande intérieurement ce qu'ils voient. Claudia ou Éloïse ? Je présente Éloïse au groupe et les informe qu'elle va se joindre à nous. Je me retourne vers elle pour me retrouver devant une Éloïse que je n'avais pas encore rencontrée. Je suis devant le modèle qui a le réflexe de poser.

Je lui prête des vêtements que nous avons en réserve pour ceux et celles qui les oublient. Éloïse les regarde avec des yeux tout écarquillés. Je lui dis qu'ils sont propres, même s'ils ne sont pas du dernier cri. Je lui lance en riant :

— Je n'ai pas eu le temps de faire les boutiques dernièrement.

Elle sourit et va se changer. Elle revient après s'être mis du rouge à lèvres et du fard à joue. Nous commençons. Elle a beaucoup de difficulté à comprendre les consignes et cherche constamment à comprendre intellectuellement le mouvement puis à le « poser ». Rien de naturel ni de spontané. Je lui glisse à l'oreille que nous ne sommes pas chez le photographe pour une séance de photos. Elle me répond en se détendant.

J'observe Éloïse qui travaille comme s'il y avait une caméra dans la salle. Elle est en total contrôle de son image et replace constamment son vêtement pour qu'il tombe parfaitement. La classe se termine et Éloïse semble n'avoir rien senti, tellement elle s'est maintenue en surface. Je lui demande comment elle se sent et elle me répond poliment qu'elle se sent bien. Tous les regards sont à nouveau posés sur elle. J'invite les participants à partager. Quand c'est le tour d'Éloïse, elle dit :

— J'ai eu de la difficulté mais lorsque j'aurai appris les mouvements ça ira mieux.

— Vous pouvez tenter d'apprendre les mouvements mais ils ne s'apprennent pas, ils se vivent. Laissez le mouvement vous surprendre, Éloïse. Vous êtes ici seule avec votre corps, personne n'attend rien de vous. Ici, vous êtes libre.

Éloïse-Claudia m'écoute avec des yeux intenses remplis de larmes.

*

La cuirasse narcissique

Le « beau » corps

La cuirasse narcissique se nourrit constamment de sa propre image. Son langage ressemble à « Oh ! Miroir, dis-moi qui est le plus beau ou la plus belle ». Le miroir peut être tous les êtres animés, tous les objets qui reflètent cette image. Ce sont autant les yeux du partenaire, du voisin de table, du chauffeur de taxi, ceux d'une personne du sexe opposé, que les miroirs qu'on rencontre sur son passage ou les vitrines d'une boutique, une surface qui réfléchit l'image. Le propriétaire de cette cuirasse demande constamment qu'on le regarde, qu'on l'admire, qu'on le contemple ou qu'on le vénère. Il guette sans cesse le reflet de son image et de son impact sur les autres. Il n'existe qu'à travers les autres, s'enfermant ainsi dans une prison narcissique. Il n'a aucun sens de son identité, il est constamment à se demander s'il est apprécié ou non, aimé ou non, reconnu ou non. En tout temps, il peut vouloir modifier son corps, son image, pour mieux paraître. Cette recherche est fondée sur la façade, le par-être, et non pas l'être. La cuirasse narcissique est très superficielle, presque à la surface de la peau. Elle prend son expression dans la peau et son tonus, les gestes, la posture et le maintien.

Le corps qui porte cette cuirasse est en perpétuelle adaptation. Au nom du paraître, il doit sans cesse satisfaire les critères de l'évolution de l'image. On aurait tort de croire que ce corps est esclave des modes ; au contraire, il n'est pas nécessairement à la mode. Il peut être antisocial et antimode, tout en favorisant le paraître, appuyé par sa recherche narcissique.

La cuirasse narcissique est un sous-produit des cuirasses de base et de quelques cuirasses d'identification. Superficielle, car elle doit constamment s'adapter aux changements qu'exige l'image narcissique, elle est aussi bien ancrée dans la psyché, se nourrissant des mécanismes inconscients de compensation des cuirasses de base.

Si elle prend ses racines dans le corps bafoué du mal-aimé, le propriétaire de la cuirasse narcissique n'hésite pas à transformer son visage ou son corps, à les bafouer pour répondre à ses exigences. Il va de lifting en lifting pour remonter son visage bafoué par la douleur ou sa peau rendue atone par la dépression et la tristesse. Il va d'opération en opération pour tendre la peau de son ventre ou de ses cuisses victimes de régimes multiples.

Si la cuirasse narcissique prend racine dans la cuirasse de protection, l'individu qui la porte n'hésite pas à se faire charcuter pour affiner les angles de son nez, l'arrondi de ses fesses, la taille de ses seins. Il n'hésite pas à faire appel au scalpel pour sculpter un corps parfait à l'image même du par-être.

Cette cuirasse s'installe non seulement au niveau épidermique, mais aussi dans la position des jambes, du bassin, des bras, de la poitrine et de la tête. Tout est étudié et faux pour paraître, pour plaire et être remarqué. La cuirasse narcissique est dangereuse, car elle est la cuirasse la plus éloignée du cœur du corps. Le danger est qu'elle finisse par entraîner la séparation profonde d'avec soi et les autres, scission qui peut aller jusqu'à l'éclatement de la personnalité.

Le corps qui possède cette cuirasse est un corps égotique, centré sur une énergie de surface, à l'opposé de l'énergie des profondeurs. Étouffé par son propre narcissisme, sa propre image, le corps narcissique est un corps souvent fatigué et dont les chutes de fatigue peuvent aller jusqu'à l'épuisement. Il est prisonnier du désir de plaire, des critères de beauté, des cures de jouvence ou d'amaigrissement, des cours de maintien, du standing, de ce qui se fait ou ne se fait pas et surtout du regard des autres. Ballotté aux quatre vents de la mode ou de l'antimode, il n'a pas d'identité. Il n'existe que de l'extérieur.

Il est facile de reconnaître ce corps, car il est sans vie, sans spontanéité, même dans le rire. Il est programmé dans le regard, le port de tête, la voix, le discours. La spontanéité a été tuée au profit de l'image. Sans expression, il peut sembler sans âme. L'individu qui vit avec ce corps s'est tellement regardé dans les surfaces réfléchissantes qu'il s'est perdu dans les multiples facettes des miroirs. Ainsi, le fil conducteur qui le relie à lui-même est très ténu et peut être brisé en tout temps.

Si le corps bafoué du mal-aimé reçoit un coup, il a la douleur comme refuge.

Si le corps bâti perd un fondement de son édifice, il a ses systèmes de croyances comme refuge. Mais, pour le corps du narcissique, le miroir peut en tout temps se briser et l'image éclater. Il ne lui reste alors plus rien que la mort, le suicide ou la folie comme refuge.

*

L'HISTOIRE DE FRANÇOISE

— *Je suis venue vous consulter parce que j'ai lu un article sur vous dans une revue. Je trouve fort intéressant ce que vous faites, ça ressemble à une psychanalyse corporelle. C'est ce dont j'ai besoin. J'ai fait une psychanalyse pendant douze ans. Les résultats n'ont pas été extraordinaires. Je me retrouve toujours avec ce mal de vivre, ce mal d'être. Vous devez certainement comprendre. Regardez-moi !*

Françoise me désigne son visage. Elle n'a de visage que celui que son chirurgien a tenté de lui donner par la chirurgie esthétique. Elle ressemble à toutes les autres. Je tente de percer le mystère de ce visage étiré, je tente de voir qui elle fut.

— J'ai eu trois chirurgies pour le meilleur et pour le pire, et j'ai aussi eu trois maris pour le meilleur et pour le pire.

— Que recherchez-vous, Françoise, dans ce travail global du corps que je propose ?

— Je veux me retrouver, je me suis perdue de vue depuis si longtemps. J'étais très jolie, vous savez, j'ai même gagné des concours de beauté à Nice dans ma jeunesse. Tout ça est terminé depuis si longtemps.

— Qu'est-ce qui vous a poussée à faire une psychanalyse ?

— La peur de vieillir. J'étais obsédée par l'idée de vieillir. Je me regardais constamment dans le miroir ; au tout début, le miroir était mon meilleur ami mais il est devenu mon pire ennemi. Je suis venue vous voir, car je sais que vous n'utilisez pas les miroirs. Est-ce vrai ?

— C'est vrai, nous n'utilisons que la perception intérieure du corps.

— Je suis soulagée. La seule chose que la psychanalyse m'a apportée fut de cesser de me regarder dans le miroir. Je le fais encore mais beaucoup moins qu'avant.

Je tente de lire le corps de Françoise à travers son tailleur Armani. Il semble sculptural. On dirait qu'il a été taillé au couteau.

— Avez-vous eu des chirurgies ?

— Oui, j'ai été opérée plusieurs fois.

J'attends que Françoise poursuive. Je n'ose pas questionner, car je sais que ces opérations ne sont pas dues à la maladie du corps mais plutôt à la maladie de l'âme.

— Françoise, j'ai besoin de savoir ce que vous avez eu comme opérations, car nous utilisons des balles, des bâtons qui sont déposés sous différents endroits du corps de sorte que, lorsqu'il y a cicatrice, ça peut être douloureux.

— Vous ne pourriez pas voir les cicatrices, le travail est bien fait, même si ce fut très douloureux. J'ai été opérée au ventre, aux cuisses, aux bras, aux seins et au visage.

Je regarde à nouveau le corps de Françoise. Il semble très mince, même émacié. Je me demande intérieurement comment le travail corporel va agir sur ce corps bâti par la chirurgie.

— Françoise, j'ai déjà travaillé avec de grands accidentés et de grands brûlés dont la peau, le corps avaient été reconstruits. Le travail corporel que nous faisons ici semble très doux mais il agit en profondeur. Ces gens que je viens de vous décrire ont connu des expériences quelquefois difficiles, car leur corps se souvenait de tout, de l'anesthésie, de la coupure et du traumatisme.

Je m'arrête, car Françoise a changé de couleur. Je lui souris pour la rassurer et je m'empresse de finir mon explication.

— Je ne veux pas vous comparer à ces gens victimes d'accidents mais, même si les coupures ont été faites en surface, votre corps a été opéré plusieurs fois. Il se peut que vous retrouviez certaines mémoires. Êtes-vous prête à vivre ça ?

Je fais une pause. Je regarde le visage sans âge de Françoise qui est toujours blême. Est-elle prête à se rencontrer ? Est-elle encore à la recherche d'une autre cure de jouvence ? Je décide de continuer et de tenter le tout pour le tout.

— Je vais être très honnête avec vous. Vous semblez avoir dépensé beaucoup d'énergie physique, psychique et beaucoup d'argent pour vous créer un corps en beauté où le vieillissement n'a pas de place, puis vous vous présentez ici pour vivre une psychanalyse corporelle. Est-ce que ça signifie que vous êtes maintenant prête à affronter ce que vous avez voulu fuir ?

— Je suis ici pour me retrouver. Je ne peux plus vivre à travers le regard des autres, je me sens vide. Lorsque je suis sortie du bureau de mon chirurgien la semaine passée, je vais vous avouer que j'ai pensé au suicide.

Françoise fait une pause.

— Mon chirurgien a suggéré de me faire une autre intervention, car ma peau commence à s'affaisser à quelques endroits. J'ai fui en courant, car je ne pouvais plus entendre ce langage, j'avais envie de vomir. J'ai pris soudainement conscience que cette démarche est sans fin. Alors, qu'est-ce qui peut m'arriver de pire ? Je ne veux plus de chirurgie. Je ne veux plus me mentir.

J'ai toujours devant moi une femme sans âge réel

qui semble avoir un corps de porcelaine. Françoise avait fui en courant le bureau de son chirurgien comme elle avait fui en courant les signes de vieillissement et aussi sa vie. Allait-elle fuir en courant ses retrouvailles ?

— Madame Labonté, regardez-moi. Quel âge me donnez-vous ?

J'aurais souhaité qu'elle ne me pose pas cette question mais c'était fait. Je respire profondément et je continue à la regarder. J'aurais donné à Françoise l'âge esthétique de quarante ans, n'eussent été ses mains qui, elles, ne pouvaient cacher leur âge réel.

— J'ai cinquante-huit ans.

Je pousse un profond soupir pour Françoise qui, elle, ne respire pas.

— J'ai beaucoup souffert pour obtenir le résultat que vous avez sous les yeux. Soyez sans crainte, je connais la souffrance, j'y suis habituée. Quand puis-je commencer ?

— Maintenant.

Françoise est surprise par ma réponse.

— Je n'ai pas de vêtements, je n'ai que ce tailleur.

— Nous avons des vêtements pour vous si vous désirez commencer maintenant. Ils ne sont pas du dernier cri mais j'ai quelque chose qui peut vous convenir.

Françoise a peur, elle se rétracte.

— Puis-je commencer demain ?

— Oui, Françoise. Nous vous attendrons demain.

*

La cuirasse sociale

Le corps conforme

Protégé par sa cuirasse sociale, le corps conforme est un corps indifférencié, semblable à tous les autres, la copie de ce que l'on rencontre partout. Le propriétaire de ce corps ne se distingue pas de la masse. Inconsciemment, il est assuré d'être accepté. Il suit le mouvement social : prendre du poids après le mariage, en prendre encore à la quarantaine, souffrir de problèmes de dos, développer de l'arthrose ou un début d'arthrite dans la cinquantaine, avoir les artères congestionnées et faire une crise cardiaque autour de la cinquantaine, puis finir avec la maladie d'Alzheimer quand il atteint soixante-dix ans. Ce corps suit les grands mouvements d'évolution de la masse et son propriétaire ne se pose pas de questions. Il suit, en prenant pour acquis que ce qui lui arrive est dans l'ordre des choses.

La cuirasse sociale fait partie des dernières cuirasses qui naissent du processus d'identification. Elle apparaît vers l'âge de trente ans et, pour de rares exceptions, dans la vingtaine. Cette cuirasse est l'expression même de la recherche d'identité sociale. Son propriétaire a eu à un moment précis le besoin d'épouser, dans son corps, la société avec ses valeurs et ses croyances, et avec ce qu'elle attend de lui comme individu. Ainsi, son corps s'est conformé, épousant même les symptômes qui accompagnent ce conformisme. La cuirasse sociale s'exprime par les postures corporelles sociales et les malaises physiques qui lui sont associés : dos courbé, ventre bedonnant, contraction du bas du dos, sciatique coincé, arthrose des pieds et des doigts, auxquels s'ajoutent les idées préconçues qui les accompagnent.

Elle est une forme d'assise sociale qui permet à son propriétaire de vivre confortablement dans la société, de passer inaperçu et, ainsi, d'être accepté. Elle lui donne un sentiment de sécurité et de conformité, l'illusion d'avoir atteint un but et d'avoir donné un sens à sa vie.

Cette cuirasse repose sur tout un système qui comprend les idées socialement acceptées, les émotions socialement acceptée, la façon d'être en relation avec la vie toujours socialement acceptée. Elle s'affirme par la peur du risque, l'insécurité, le besoin de se conformer, le besoin de s'identifier, le besoin d'être pris en charge, le besoin d'être identique, de se soumettre.

Cette cuirasse recouvre les cuirasses de base qui la nourrissent. Si elle imite l'un des parents, elle peut aussi être un sous-produit de la cuirasse parentale. Plus elle est formée jeune, plus il sera facile à son propriétaire de la remettre en question et de s'en libérer.

Si la cuirasse sociale s'est formée dans la trentaine, elle est l'expression d'une recherche d'identité qui se manifeste par la réalisation sociale. Son propriétaire se cherche une identité dans le mouvement de la masse et la trouve en se laissant assimiler.

En revanche, si elle s'installe à la quarantaine ou près de la cinquantaine, elle dénote une insécurité profonde et une réelle perte d'identité. Elle peut par exemple venir d'un sentiment d'échec dans la réalisation de sa propre individualité. Elle devient une échappatoire devant un vide intérieur, amenant une sécurité et une identité illusoires basées sur l'image sociale. Le prix à payer est la lourdeur de l'être, à l'opposé de la légèreté. Ainsi, l'individu qui porte cette cuirasse troque la fluidité, la spontanéité, l'autonomie, le plaisir pour la rigidité, le conformisme, le défaitisme et l'illusion de la sécurité.

Le corps chargé de cette cuirasse porte une lourdeur, une pesanteur, un manque de souplesse, une insécurité dans le mouvement, un ralentissement des réflexes, une hésitation dans l'expression spontanée et dans l'expression psychique. Cela s'exprime par la peur du changement, la peur du manque, la peur d'être différent, la peur du risque, la peur de vieillir, la peur de la mort et aussi la peur de la vie, ce qui entraîne un vieillissement prématuré du système nerveux central et du cerveau.

*

L'HISTOIRE DE JEAN-PIERRE

Lorsque Jean-Pierre s'est présenté à notre première rencontre, il venait d'avoir trente-neuf ans. Il était tout content de m'annoncer que, le jour de son anniversaire, il avait eu une promotion dans la société pour laquelle il travaillait.

— J'ai enfin atteint le but que je visais depuis longtemps.

J'avais connu Jean-Pierre sept ans auparavant, lorsqu'il terminait son doctorat et se préparait à épouser sa fiancée. Il était venu me consulter, car son médecin avait diagnostiqué un début de burn out. *À l'époque, Jean-Pierre était très maigre et son système nerveux central était profondément ébranlé par les exigences de ses études de doctorat et de son mariage. Il se prépa-*

rait à épouser la fille d'un homme très connu dans les milieux de la finance au Québec. Tout cela ajouté aux exigences de sa thèse de doctorat l'avait épuisé physiquement. Nous avions travaillé ensemble pendant un mois, jusqu'à son mariage. Puis je ne l'avais plus revu. L'homme que j'avais maintenant devant moi était un tout autre Jean-Pierre : bedonnant, le visage sanguin, arrondi par un surplus de graisse, le cou pris dans le col serré de sa chemise. Cheveux courts, complet cravate, il ressemblait à tous les cadres que l'on rencontre dans les dîners d'affaires. Jean-Pierre se dirigeait petit à petit vers l'infarctus.

— Vous n'avez pas changé, me dit-il avec un sourire complice.

Jean-Pierre me regarde de haut en bas et poursuit.

— Votre approche vous tient en forme. Je suis fasciné de voir que vous êtes encore là. Vous semblez avoir beaucoup de succès dans votre entreprise. J'ai lu un article sur vous dans une revue. Il faut que je vous confie que je ne vous donnais pas longue vie. Votre profession est tellement différente des autres que je m'étais dit que vous ne pourriez pas survivre longtemps. Mais non, vous êtes toujours là et dans un centre encore plus grand que lorsque je vous ai rencontrée. Vous semblez très bien réussir.

Tout en écoutant Jean-Pierre évaluer mon entreprise, j'étais à mon tour fascinée par l'homme qui se trouvait devant moi. Où était le Jean-Pierre que j'avais connu ? L'homme qui était là semblait si superficiel, si éloigné de lui-même, même sa voix sonnait faux. Pendant que Jean-Pierre me parlait finances et rendement je ne pouvais que constater que j'avais devant moi le produit d'une réussite sociale et personnelle.

Une réussite qui semblait avoir coûté cher à son être. Avant qu'il ne me pose des questions sur mon chiffre d'affaires, j'ai décidé d'arrêter son babillage d'homme d'affaires.

— Jean-Pierre, quelle est la raison de votre visite ?

— Je souffre d'impuissance. Je suis allé consulter un médecin, qui m'a envoyé voir un sexologue, qui à son tour m'a référé à vous.

Je ne suis pas surprise d'entendre cela, car l'homme qui est devant moi semble totalement coupé de son énergie de vie. Jean-Pierre me fait cette confidence comme s'il me parlait de la pluie et du beau temps. Il semble complètement détaché de son problème. Seul son regard le trahit. Il passe d'un regard vide à un regard aux pupilles dilatées. Pendant ce temps, son langage verbal ne laisse passer aucune émotion, au contraire, il fait montre d'un grand détachement.

— Est-ce la première fois ?

— Ça fait six ans que ça dure. C'est ma femme qui m'envoie consulter. Je suis même allé vérifier auprès d'une prostituée de luxe. Rien, le sexe ne m'intéresse plus.

— Qu'est-ce qui vous intéresse ?

— Travailler pour atteindre mon but.

— Vous venez de me dire que vous avez atteint votre but.

— Je me prépare à remplacer mon beau-père, d'ici cinq ans.

Jean-Pierre rit nerveusement. Il cherche son souffle. Son visage exprime l'angoisse, comme s'il courait après quelque chose qu'il n'est pas certain d'atteindre.

— Vous êtes conscient que vous souffrez d'embonpoint ? Avez-vous passé des examens médicaux dernièrement ?

— Ah oui ! Je souffre de haute pression, d'embonpoint, mes artères ne sont pas vraiment en forme. C'est comme tout le monde.

— ... et vous allez faire votre premier infarctus d'ici deux ans.

— Seriez-vous devenue voyante ?

Jean-Pierre se met à rire. Il a retrouvé sa feinte désinvolture, il est de nouveau en contrôle. Il semble content d'énumérer la liste de ses problèmes, comme si le tout faisait partie de sa réussite sociale. Je continue à l'interroger.

— Comment décririez-vous votre relation avec votre corps ?

— Comme tout le monde, mon corps doit être performant, il doit m'aider à atteindre mon but. Vous savez, je viens d'une famille pauvre et maintenant j'ai tout. J'ai réussi. Je suis bien marié, j'ai de beaux enfants, je les fais vivre confortablement, j'aime mon travail. Je réussis.

Je suis prise de vertige devant tant d'inconscience. Je sens que Jean-Pierre court vers la mort les yeux fermés.

— Vous n'avez pas la santé et ne semblez pas prêt à vous la donner.

— Bah ! Mes problèmes sont identiques à ceux des autres. Toute ma génération est frappée des mêmes maux. Sauf vous, vous semblez en forme.

Je prends une respiration profonde. J'ai devant moi un homme totalement identifié au rêve social, à l'idéal de la réussite, jusque dans sa chair, mais, en plus, il y a quelque chose qui sonne faux.

— Mais que faites-vous ici, puisque votre vie semble si réussie ?

— Je suis ici parce que mon sexologue m'a renvoyé vers vous. En plus, c'est payé par mes assurances. J'ai ce nouveau programme d'assurances qui...

Jean-Pierre continue son babillage. Il m'étourdit. Son souffle est court, son visage violacé.

— Faites-vous toujours des rencontres individuelles ? Je préférerais ne pas rencontrer les secrétaires qui travaillent avec moi ou encore me retrouver dans un groupe de femmes uniquement. Vous savez, je suis très occupé et il se peut que je doive changer parfois mes heures de rendez-vous...

Le voilà reparti. Je suis soudainement fatiguée d'être là devant lui.

— Jean-Pierre, je ne crois pas que l'on puisse travailler ensemble, car vous n'êtes pas réellement motivé. Vous venez ici parce qu'on vous a adressé à moi mais vous ne le voulez pas vraiment.

Malheureusement, mes propos le provoquent, j'avais oublié que j'avais un performant devant moi.

— Vous avez raison, je ne suis pas motivé mais je peux le devenir, c'est votre travail n'est-ce pas ?

— La motivation n'est pas mon travail. Il faut que la personne qui s'installe au sol sur le tapis de travail veuille quelque chose pour elle. Si votre santé ou votre vie sexuelle ne vous intéressent pas, je ne peux pas vous aider.

Jean-Pierre me regarde avec de grands yeux de désapprobation.

— Comment pouvez-vous réussir en affaires si vous traitez ainsi vos clients ?

— Jean-Pierre, je ne suis pas en affaires, ce centre n'est pas une entreprise, c'est un lieu de consultation et la première règle suppose que les gens qui y viennent veulent se prendre en charge.

Le visage de Jean-Pierre est de plus en plus rouge, je le sens sur le point de piquer une colère. Je constate que je provoque en lui l'ambition de réussir, réponse typique conditionnée par son milieu. Nous gardons le silence, il continue à me dévisager comme s'il voulait percer le mystère de quelqu'un d'antiperformant.

— Vous êtes vraiment une psy. Je ne sais pas comment vous pouvez réussir, vous autres les psy.

Pour mettre un terme à son discours qui devenait de plus en plus arrogant, je poursuis.

— Jean-Pierre, désirez-vous guérir ce problème d'impuissance ?

— Oui et non. Si ça demande que je travaille moins, je ne peux pas, je suis en train de tout réussir et c'est ce qui est le plus important.

Je décide de tenter le tout pour le tout, je connais un peu l'homme qui se cache sous cette cuirasse sociale. Nous avons déjà travaillé ensemble.

— Jean-Pierre, qu'est-ce que vous fuyez tant ainsi ?

Le silence dans la pièce est à couper au couteau. Le corps de Jean-Pierre s'est refermé mais il n'est plus superficiel, il y a quelque chose qui est là, un secret qui attend. Il regarde sa montre et me dit :

— Je vais réfléchir à ce que vous m'avez dit. La nuit porte conseil sur toutes décisions.

La voix de Jean-Pierre n'est plus la même, elle est soudainement plus profonde. Il se lève lourdement et sort de mon bureau. Je le regarde sortir avec son secret. À ma grande surprise, Jean-Pierre m'appela le lendemain de notre entrevue pour s'inscrire à un cours de groupe.

— J'ai pris la décision de me guérir de mes différents malaises, me lance-t-il au téléphone.

J'étais surprise de son changement d'implication et de son choix de participer à un groupe. J'étais aussi contente, car son faux-semblant m'inquiétait. Je pressentais que Jean-Pierre se cachait d'un désespoir profond.

*

Troisième partie

Le corps retrouvé

Retrouver son corps

J'ai retrouvé mon corps petit à petit. Il était là, il m'attendait au fond de moi, dans le cœur de mon corps. Ces retrouvailles m'ont donné l'espoir de me guérir et de savoir intrinsèquement que cette guérison s'installait en moi, dans chacune des cellules de mon corps. Ce n'était pas une illusion comme plusieurs ont tenté de me le faire croire. Depuis ce temps, plus rien, ni personne, ni aucune autre expérience, n'a jamais entaché cette certitude profonde de m'être guérie de cette maladie et de m'être retrouvée. J'ai rencontré un trésor qui s'appelle mon identité, le sens profond de qui je suis.

L'EXPÉRIENCE

Les retrouvailles ont commencé par des représentations visuelles d'une très grande douceur qui émanaient des mouvements que je pratiquais au sol. Ces images associatives agissaient comme un produit désintoxiquant qui nettoyait ma psyché des images d'horreur créées par la douleur, l'inflammation, la maladie que mon corps avait longuement portée.

Jusqu'alors, les images d'horreur m'avaient aidée à entretenir une image déficiente de moi-même. Elles avaient été nourries non seulement par la douleur et par l'impression d'être rongée intérieurement par l'arthrite mais aussi par le potentiel destructeur que j'avais en moi et qui avait amené cette maladie.

J'ai vécu le même processus (mais en sens inverse) dans les retrouvailles avec mon corps. Tout comme pendant la maladie, j'avais été envahie d'images de destruction et d'images dégénératives, en cours de guérison mon corps s'est mis à me transmettre des images de construction. Pendant les séances de travail corporel, j'étais habitée de représentations visuelles différentes de mon corps, créées par les sensations physiques de relâchement, de détente et d'ouverture que suscitait en moi le mouvement psycho-corporel. Après avoir travaillé le côté gauche de mon corps, j'avais la représentation visuelle que ma jambe gauche était plus longue que la jambe droite. La sensation était tellement forte que je levais ma tête pour vérifier du regard si ma perception était fondée. Et elle l'était.

De mouvements en mouvements, des images agréables m'ont envahie, images à l'opposée de mon expérience. Ainsi, je voyais mon dos s'élargir, ma cage thoracique s'ouvrir, mon corps prendre de l'expansion. Ces représentations visuelles provenaient avant toute chose d'images kinesthésiques, c'est-à-dire de sensations physiques que le mouvement entraînait dans mon corps et dans ma psyché. En premier lieu, l'image kinesthésique était accompagnée d'une image visuelle. Ces images n'étaient pas inventées par ma psyché, au contraire, elles étaient l'expression et l'ancrage de libération de ma cuirasse musculaire et affective. Ce n'est que plusieurs années plus tard que j'ai découvert – au cours de mes études en imagerie mentale avec le Dr Simonton[1] *– que, pour qu'une image soit puissante dans la psyché et pour qu'elle s'ancre, elle doit toujours être accompagnée d'une autre image qui agit sur un autre sens. Par exemple, pour qu'une image s'ancre dans la psyché et apporte la guérison, elle doit être à la fois visuelle et auditive, ou auditive et olfactive, ou gustative et visuelle et ainsi de suite. Je recevais ainsi les images par deux de mes sens, le kinesthésique et son image provoquée par le mouvement, puis la vue et son image visuelle des parties de mon corps se libérant de leur cuirasse.*

Ce premier niveau d'images me désintoxiquait des perceptions que j'avais amassées dans ma psyché pendant mes années de douleur et d'infirmité. Elles agissaient tel un baume sur ces images d'horreur. De plus en plus, les images réelles de mon corps se libérant de ses cuirasses remplaçaient les images d'horreur. Elles témoignaient d'un premier niveau de libération de la cuirasse musculaire. Elles étaient la pure expression du mouvement de la vie qui agissait à travers mes cuirasses. Ainsi, plus mon corps emprisonné se libérait, plus se transformait la perception globale que j'avais de mon corps.

Ces images étaient associées aux mouvements psycho-corporels que je pratiquais par la méthode de Thérèse Bertherat. Elles étaient d'un premier niveau de libération.

1. Simonton, Stéphanie et Carl, *Guérir envers et contre tout*, Paris, Les éditions EPI, 1983.

Que ce soit dans la destruction vécue dans la maladie ou dans la reconstruction expérimentée dans la libération des cuirasses, je constatais que les images visuelles et kinesthésiques communiquaient de la même façon avec ma psyché.

Il y avait un premier niveau d'images qui exprimaient la vie telle qu'elle était en moi puis venait un second niveau d'images beaucoup plus puissantes dans leur expression et que j'ai appelées « mes visions ». Visions de destruction ou de construction, ces visions ont constitué un tournant majeur dans le processus de prise en main de ma vie.

J'avais déjà eu une vision juste avant de commencer ma démarche d'autoguérison. Cette vision était si forte dans son expression de destruction qu'elle m'avait aidée à reprendre en charge mon corps et ma vie. Quelques mois plus tard, je trouvais la piste de l'autoguérison.

Un soir, étendue sur mon lit, en souffrance, je ressentais tout le néant dans lequel ma maladie me plongeait. Je cherchais une solution. Le rhumatologue et l'orthopédiste s'étaient consultés et m'offraient la possibilité de m'implanter une hanche artificielle. Leur proposition m'avait jetée dans le vide. Alors que je croyais naïvement que la première opération que j'avais subie m'avait guérie de l'arthrite, j'étais forcée de constater que la maladie continuait à évoluer à un rythme rapide. J'étais perdue. C'est de ce sentiment de néant qu'avait surgi une image visuelle très forte, une image qui venait du plus profond de moi. J'avais la sensation qu'un voile se soulevait, me révélant tout le potentiel qu'il y avait en moi et me révélant aussi mon avenir : la maladie, la vieillesse prématurée, la mort. C'est pourquoi je l'appelle une vision. Du fond de moi avait surgi cette image que j'ai appelée : La vision de la vieille femme.

> **La vision de la vieille femme**
>
> Je me vois à quarante ans, mais je suis marquée comme si j'en avais soixante-quinze. Je suis en chaise roulante, enflée par la cortisone, très faible. Je ne bouge pas. Puis, j'ai quarante-sept ans. Je suis étendue dans un lit, incapable de bouger, pétrifiée par l'arthrite, sur le point de mourir. Je souffre, je suis triste, desséchée par la maladie, la médication et le ressentiment. Je suis amère. Ma vie est terminée, je le sais, et je n'ai pas accompli ce que j'aurais pu accomplir. Je suis restée prostrée sur moi-même et ma souffrance. C'est bientôt fini. Je le sais. J'en veux à tout le monde et c'est ainsi que je vais finir ma vie.

Je savais qu'on ne meurt pas d'arthrite mais qu'on peut mourir de la faiblesse que l'arthrite entraîne dans tout l'organisme. J'avais l'impression que l'on m'avait permis de me voir, de voir ce qui m'attendait si je ne réagissais pas et si je me laissais aller. Il va sans dire que cette vision m'avait fortement troublée. Elle m'a secouée à un point tel, que dans les mois qui ont suivi, j'ai trouvé la piste de ma guérison. J'avais à l'époque vingt-cinq ans. Cette vision m'avait fait voir un moi malade dans le moment présent mais aussi ce qui allait suivre. J'avais l'impression que mon être me disait « voilà ce qui t'attend ». Jamais je n'avais eu une telle vision auparavant.

Maintenant, je suis en mesure de dire que cette vision

montrait mon corps perdu mais, à l'époque, j'ignorais que mon corps était à ce point perdu. Cette vision exprimait le résultat ultime du potentiel destructeur des cuirasses de base et d'identification qui étouffaient mon corps et avaient causé ma maladie.

Mon corps retrouvé s'est présenté à moi petit à petit. Il se manifestait par des images qui me parlaient du mouvement de la vie en moi. Elles exprimaient la vie, la libération, le dégagement, la sensualité, la douceur, la grâce, la beauté. Du corps qui bégayait de son arthrite venait maintenant une impression tout autre de fluidité, de souplesse, d'aisance, d'assurance, de grandeur, d'élongation, de tonicité, d'ouverture, de grâce et d'amour.

Ces images n'étaient pas celles qui étaient associées au mouvement psycho-corporel. Elles étaient différentes, d'un autre niveau. Elles apparaissaient sans que je m'y attende, comme si, l'espace de quelques instants, un voile se levait. Ces visions se glissaient entre deux mouvements, quand le corps se reposait, elles m'apparaissaient pendant que je déambulais dans les rues de Paris ou que j'étais assise dans le métro. Je voyais une poitrine dégagée, des hanches souples, de longs bras, de longues jambes, un long tronc, un port de tête magnifique. La vision venait par bribes qui, petit à petit, se juxtaposaient pour créer un corps qui était toujours le mien. Jamais je n'aurais pu m'imaginer comme cela. Si l'on m'avait demandé de décrire mon corps idéal, j'aurais décrit un corps qui n'était pas nécessairement le mien, ou j'aurais tenté de défaire le corps que j'avais pour rebâtir le corps idéal. Mais là, c'était tout à fait différent. Les morceaux étaient miens, et ils se regroupaient comme s'ils venaient d'un endroit où l'ancienne structure aurait déjà été morce-

lée. Au fur et à mesure de leur guérison, les parties du corps une à une se mettaient en place. Ces images visuelles venaient quand je ne m'y attendais pas et elles nourrissaient en moi un sentiment d'identité. Je me retrouvais à travers elles et aux questions posées par Mme Bertherat j'étais incapable de répondre autre chose que cette impression que j'avais de retrouver mon corps, non pas celui de ma mère, ni celui de la mode, ni celui de la société, mais le mien. Celui que je ne pouvais trouver nulle part ailleurs qu'en moi-même. Cela me rendait très heureuse.

Ce corps que je retrouvais était encore en latence, il prenait petit à petit sa place. Lorsque je me regardais dans le miroir, je voyais un corps malade, affaissé sur lui-même. Lorsque je me regardais intérieurement, je voyais des morceaux de corps guéris qui se juxtaposaient pour me composer un corps. Quand certains spécialistes de médecine holistique m'examinaient, ils ne voyaient que le corps malade. J'étais la seule à savoir que mon corps retrouvé, guéri, était là et que bientôt il remplacerait l'autre totalement.

La vision de la guérison s'est présentée à moi alors que je m'étais accordé une pause de travail et d'introspection. Pendant qu'en France, c'était le congé de l'Ascension et de la Pentecôte, je m'étais réfugiée sur une île grecque pour faire le point. Je me sentais enfin libérée du carcan de ma maladie physique. Je n'avais plus de canne, je marchais, je nageais à nouveau. Je savais que ma guérison était loin d'être complète. Pour fonctionner, je dépendais totalement de deux heures de travail corporel tous les jours, une heure le matin et une heure en fin d'après-midi. Sans cela, j'aurais rechuté et je le savais. Malgré cette discipline, je me sentais bien.

J'étais « collée » à moi, dans cette intimité qu'avait créée le processus d'autoguérison. L'île d'Ios était mon refuge. Étendue nue sur un rocher, je me laissais réchauffer par les rayons d'or du soleil grec lorsque, soudainement, une vision de mon corps guéri s'est présentée à moi. Je l'ai appelée La vision de la déesse-femme.

LA VISION DE LA DÉESSE-FEMME

J'ai quarante ans. Je suis grande, mon corps est équilibré, je porte des vêtements souples de couleur gris perle. J'enseigne aux autres l'art de se guérir. Je suis souriante, dégagée, sensuelle. La beauté qui émane de mon corps est à la fois douce et forte. Mon corps est harmonieux. Soudainement, je vois mon ancien corps sortir de mon corps. Le corps malade, cuirassé, emprisonné sort de moi par le flanc droit pour laisser la place à un corps nouveau. Je regarde cet ancien corps me quitter. Je n'ai pas d'émotions. Je suis calme et composée. Je sais que je peux le laisser aller, c'est terminé. Au fond de moi, je vois mon corps nouveau. Je comprends qu'il a toujours été là. Il semble reposer tel un joyau qui irradie. Il est vivant et jeune, semblable à une forme féminine qui serait collée à la mienne. Ce qui en émane me remplit de joie. Lorsque je touche cette forme en moi, j'ai l'impression de toucher la vie dans son expression totale. Spontanément, je l'appelle la déesse-femme. Cette forme semblait avoir toujours existé, elle était là, elle ne s'était pas développée, elle ne faisait que surgir. Je venais de lui donner la permission d'être et d'exister. J'étais guérie.

Cette vision était si forte que je me suis assise sur mon rocher et j'ai longuement pleuré de joie. Je me voyais ainsi entière pour la première fois. Les morceaux s'étaient retrouvés. J'étais tout simplement belle, vivante et entière. Je me suis étendue de nouveau pour savourer la vision et l'énergie qui se dégageait de mon corps. J'avais soudainement l'impression que tout mon être me livrait mon corps réel, celui qui exprimait totalement qui j'étais. Le travail que je faisais pour m'autoguérir me révélait enfin à mon authenticité. Cette femme de quarante ans au corps épanoui se nourrissant à sa propre source de vie, c'était moi. Ce corps retrouvé c'était aussi moi, mais moi guérie.

La libération

La libération de la cuirasse se produit lorsque l'énergie de vie contenue et retenue dans le corps se met à circuler. Son passage crée une fissure dans la muraille, dans l'anneau circulaire de la cuirasse. L'énergie s'infiltre pour créer une faille qui fera tomber l'armure, par morceaux ou par larges pans.

Cette expérience peut être vécue dans la jouissance ou la douleur, agréablement ou dans le désagrément total ; elle dure le temps que l'énergie de vie passe et que l'expression vitale retrouve sa créativité, sa spontanéité et son élan.

Ce qui est fascinant dans la libération des cuirasses, c'est de voir agir la Vie avec un grand V. L'énergie de vie n'attend la permission de personne pour passer là où elle sait qu'elle doit passer. La vie fait son chemin à travers les murailles, les murs que peuvent représenter les blocages rencontrés dans la couche moyenne de la cuirasse. Le mouvement de libération se fait sentir à la fois dans une certaine profondeur et aussi toujours en surface.

La méthode

Il est difficile de permettre à la vie de retrouver sa spontanéité si l'on bloque son mouvement dès qu'elle cherche à s'exprimer. Il est certain que tout outil de libération de la cuirasse, de la vie inhibée, doit procéder logiquement dans l'utilisation de l'énergie de vie, en respectant l'expression spontanée du corps et de son langage physique et affectif. Il existe bien des façons de libérer une cuirasse, mais on doit éviter à tout prix de placer le corps dans une autre cuirasse, libérant la vie pour la diriger aussitôt vers une autre prison.

Tout travail de libération de la cuirasse musculaire et affective devrait permettre au corps de se libérer de ses tensions physiques, émotionnelles et affectives. Il faut en premier lieu inciter la vie à circuler librement depuis les couches musculaires et affectives superficielles, puis par les couches moyennes, pour atteindre doucement les couches musculaires et affectives profondes et ainsi rejoindre le cœur du corps là où sont logés l'authenticité et le sens profond de la vie que l'on porte en soi. Tout travail de libération devrait donc éviter de proposer une autre structure au corps. Au contraire, il devrait inviter le corps à aller dans le sens de la vie et de la reconstruction. Un temps très précis devrait être accordé au corps pour se libérer de ses armures avant même de proposer un sens à la reconstruction.

La méthode dont je vous parle tout au long de cet ouvrage se pratique en classe ou en séances individuelles. La rencontre est toujours guidée à travers le mouvement par la voix du professeur ou du thérapeute. Ce dernier essaie d'être le moins possible dans le champ visuel des individus qui sont étendus au sol pour leur permettre une intimité avec eux-mêmes. L'enchaînement des mouvements est fondé sur la logique anatomique et énergétique du corps et de ses cuirasses.

Le déroulement

La classe ou la séance individuelle sera toujours composée de mouvements d'ouverture suivis de mouvement d'étirement et, en toute fin de séance, de mouvements d'alignement qui, de légers au début, deviendront de plus en plus puissants, suivant l'évolution de la libération. Dans chaque rencontre, il y aura toujours des mouvements qui indiqueront à la vie qui se libère un sens, une direction potentielle, sans inciter la vie à se diriger immédiatement dans une autre forme. Ainsi, on évite de faire passer l'énergie de vie d'une forme à une autre forme, car ce qui est visé en premier lieu, c'est la libération de la zone cuirassée permettant l'expression créatrice de la vie dans cette région ou dans une autre région adjacente avant de donner une direction définitive au corps et à l'affect.

La rencontre individuelle ou la classe se termine par un temps de partage qui n'est pas obligatoire. Les participants sont invités à échanger sur ce qu'ils vivent dans leur corps et, s'il y a lieu, à trouver les mots pour le dire. Là, le thérapeute agit comme guide. Il arrive quelquefois que les temps de partage se transforment en longs silences, silences qui parlent beaucoup ; il arrive aussi quelquefois que les mots dits sont collés au langage du corps et, à d'autres moments, que les mots dits sont encore très éloignés du langage du corps. Les participants sont accueillis dans leur langage verbal et non verbal. Ils sont là pour être ce qu'ils sont.

Les outils

Les instruments de travail des mouvements d'éveil corporel sont plus près des jouets que des outils : en plus des ballons de toutes tailles, on utilise des balles de tennis pour masser, pénétrer les couches musculaires, alors que les balles en mousse ont une action plus subtile, et massent l'enveloppe du muscle. Pour le massage des muscles longs, on se sert de bâtons recouverts de caoutchouc-mousse, les préférés des inconditionnels des mouvements d'éveil corporel, et les petits oreillers servent d'appuie-tête dans certains mouvements et créent un sentiment de confort même dans les mouvements exigeants.

La durée

Les rencontres sont échelonnées de semaines en semaines ou de week-ends en week-ends, au choix des participants. Il y a cependant toujours un suivi ; il y a toujours un enchaînement.

Tout se suit et s'enchaîne dans une vision globale et écologique du corps et de ses cuirasses.

Les étapes

Voyons ensemble le processus de libération de la cuirasse musculaire et affective. Le corps et l'esprit étant indissociables, ils agissent comme une seule unité de vie. Nous verrons d'abord la libération des couches superficielles, ensuite les couches moyennes, puis la profondeur, le lieu où réside l'essentiel, le cœur de notre corps.

Libération de la couche superficielle

Souvenons-nous avant tout que la cuirasse physique est la somme des tensions physiques, mémorielles et affectives qui bloquent l'élan vital dans une région, un organe, une glande. La cuirasse physique comprend non seulement les organes internes mais aussi le tissu conjonctif, le système nerveux central, les système osseux et le système circulatoire. À cette cuirasse est associée une cuirasse affective.

La cuirasse exprime la retenue de la vie qui y est logée. C'est ce que j'appelle la non-vie, c'est-à-dire l'énergie de vie utilisée contre elle-même. Une énergie de vie orientée vers la destruction plutôt que vers la construction. Lorsque cette non-vie se libère, il est important de la laisser se diriger où elle veut aller, sans chercher à l'emprisonner à nouveau sous une autre forme.

La meilleure façon de libérer une cuirasse musculaire est de commencer en surface et non pas d'aborder une cuirasse en tentant de libérer d'abord la profondeur. La cuirasse elle-même réagirait par un mouvement de défense, de contraction à cette pénétration abusive. N'oublions pas que la cuirasse a sa propre vie et, comme tout organisme vivant, elle a sa propre logique.

Lorsque la couche superficielle de la cuirasse musculaire et affective se libère, les sensations physiques suivantes peuvent être ressenties : libération, picotements, éruptions cutanées à l'endroit précis du travail, rougeur de la peau, brûlure superficielle, sensation que la peau devient plus douce, que son grain est plus clair, besoin de bouger la région ou les régions, de se secouer, de s'étirer. Il est également possible que l'énergie de vie, alors qu'elle traverse la couche superficielle, entraîne le besoin de soupirer, de prendre de grandes respirations. Associés à la respiration, ces mouvements se produisent spontanément ou inconsciemment.

Pour ce qui est de l'expression affective – c'est-à-dire des sensations psychiques reliées à cette première couche superficielle – elles seront les suivantes : fou rire, besoin de chanter, sentiment de liberté, de joie, d'euphorie, sentiment de certitude, d'assurance, besoin d'affirmation, de douceur, de tendresse, besoin d'être touché, désir de prendre de la place dans sa vie, dans sa relation amoureuse, besoin de dire la vérité. Les émotions seront exprimées d'une façon claire et rapide.

Si la couche superficielle musculaire et affective est fortement cuirassée, les sensations décrites plus haut se manifestent mais sont immédiatement suivies par le goût de fuir, de s'endormir, de s'anesthésier, le sentiment qu'un volcan va faire éruption, l'irritation, la colère sournoise, la peur de l'avenir, la peur de ce qui est caché, la peur de soi, de sa force, de la vie, une légère angoisse, le besoin de s'isoler, de se refermer sur soi, de ne pas communiquer. C'est le signe que la première couche de la cuirasse était très résistante et qu'elle cache, de concert avec les couches moyennes, un potentiel de vie très puissant mais encore inhibé.

Devant une telle réalité, il est important de poursuivre le mouvement de libération et de continuer à l'initier dans le respect des réactions qu'il provoque. Si l'individu choisit d'arrêter sa recherche dès la couche superficielle de la cuirasse, le mouvement de libération arrête tout simplement son expression, et la cuirasse se referme. Selon la force de son ouverture, elle se

referme en douceur ou se referme brusquement pour reprendre ensuite sa forme d'avant.

Libération de la couche moyenne

Lorsque la vie frappe à la porte de la couche moyenne de la cuirasse, elle prend simultanément deux directions qui n'en font qu'une. Elle est d'une part appelée à descendre dans la profondeur du corps, délogeant ainsi les tensions physiques et psychiques qui y sont logées. En même temps, elle continue son mouvement d'ouverture des couches superficielles pour que ces dernières maintiennent leur ouverture et permettent que la vie traverse et la couche moyenne et la couche superficielle. Le mouvement de la vie est alors à la fois descendant et ascendant. L'énergie vitale tente de passer à nouveau à travers la couche superficielle tout en cherchant à plonger dans la profondeur des couches profondes mieux cuirassées. Il est important que la méthode utilisée pour la libération des cuirasses permette de maintenir les couches superficielles ouvertes et disponibles à la libération des couches moyennes.

Dans le processus de libération des cuirasses, la couche moyenne n'est pas aisée à rejoindre ni pour le sujet ni pour le thérapeute, car elle est localisée entre la couche superficielle qui n'est pas encore totalement dégagée et la couche profonde qui, « atteinte » par la vie qui circule tout autour d'elle, amorce très lentement son mouvement de libération. Ainsi prise entre les deux, la libération oscille entre le superficiel et la profondeur. C'est la raison pour laquelle la couche moyenne tient souvent le langage « Je veux et je ne veux pas », « Oui la vie… et non la vie ».

La cuirasse superficielle qui avait été fissurée répond

encore davantage au mouvement libérateur des couches moyennes plus profondes, ce qui entraîne une poussée de l'élan vital dont le résultat est encore plus de vie, plus de circulation, plus d'expression, plus de créativité et plus de spontanéité. Cette poussée peut être vécue comme une grande joie, un sentiment encore plus complet de libération. Le corps qui se libère dit « oui » à la vie. Mais cette expression de vie peut aussi être vécue comme une menace, une angoisse plus grande, un désir de contre-attaquer, de répondre à ce mouvement de plus grande ouverture par une plus grande fermeture, par une contraction, mouvement réflexe de la cuirasse. Le corps dit : « Non, stop, on arrête cette vie. »

Observons maintenant, du point de vue de la psyché, les différentes possibilités de réaction à la libération de la couche moyenne. Même si le corps et l'esprit sont constamment reliés, la séparation demeure, car les cuirasses la maintiennent, l'unité n'étant pas encore atteinte. Le combat peut se vivre ainsi : dans un premier temps, le propriétaire du corps acquiesce à cette ouverture et permet au corps de vivre sa libération. Dans ce cas, il n'y a pas de combat. Ou encore, il se peut que le propriétaire dise « oui » avec sa volonté mais que le corps dise « non ». Il y a opposition, la vie n'est pas conforme à la volonté : le corps détient un secret et fait en sorte que la cuirasse se referme. Tant que l'unité ne sera pas rétablie dans la chair, les muscles et le tissu conjonctif, tous les combats sont possibles. Enfin, il se peut aussi que le propriétaire du corps dise « non » à l'énergie de vie qu'il pressent monter en lui mais que le corps dise « oui » et continue de libérer son mouvement. Là encore, il y aura combat.

Pourquoi ce combat se produit-il dans la couche

moyenne ? Tout simplement à cause de la nature même de son langage affectif qui cache les émotions contradictoires, celles qui sont enfouies sous d'autres parce qu'elles sont jugées « inacceptables » par leur propriétaire. Dans cette cuirasse, il n'est pas rare de rencontrer une colère étouffée et jugée inacceptable, dissimulée sous une tristesse socialement acceptable, ou encore un désespoir occulté enfoui sous une rage chronique. Lorsque la vie passe à travers ces couches d'émotions superposées, il est tout à fait normal que l'individu ne s'y retrouve plus, car il avait oublié qu'il avait juxtaposé certaines émotions. La vie qui circule, la cuirasse qui se libère de son carcan, signifie que ces émotions contradictoires sont libérées à la conscience pour être exprimées et assumées. C'est pourquoi la libération de cette cuirasse semble entraîner des mouvements contradictoires dans l'expression de la vie. Lorsque la libération est accomplie, il en ressort un très grand bien-être et un sens profond de maîtrise de soi.

Le langage affectif de la couche moyenne cache aussi l'énergie des compulsions. Elles sont l'expression typique d'une énergie de vie inhibée déviée à sa source pour être orientée vers la destruction. De nos jours, bien des gens « contrôlent » leurs compulsions au lieu de les « maîtriser ». Ce contrôle ne ressemble en rien à la véritable libération de la vie inhibée qui y est logée. Le contrôle est une énergie qui s'apparente plutôt à un bouchon, à un tampon mis sur une énergie physique en effervescence et qui semble incontrôlable. Ce bouchon, ou ce tampon, agit comme une cuirasse temporaire qui retient l'énergie de vie inhibée et incontrôlable de la compulsion. Ce phénomène de « contrôle », de tampon extérieur, peut entraîner un besoin de compensation.

La volonté peut tenter d'inhiber la vie mais la vie fait quand même son chemin.

Prenons l'exemple d'une rivière qui coule abondamment par suite des grandes crues du printemps. Si l'on construit un barrage, l'eau est contenue, voire même refoulée. Elle emprunte alors des chemins différents pour tenter de passer quand même. Elle se fraye d'autres chemins, elle se creuse un lit plus grand, son volume augmente jusqu'à déborder et, si le terrain environnant n'est pas solide, elle dévie sur les côtés de la rivière. Si le barrage n'est pas adéquat pour retenir les grandes crues, il explose sous le volume. De toute façon, l'eau a besoin de s'écouler. Il en est de même pour l'énergie d'une compulsion et le contrôle que l'on tente de lui imposer. L'énergie de la compulsion tente de s'exprimer malgré le contrôle extérieur, et s'oriente donc vers des compensations, des voies de service qui rempliront leur fonction d'expression déviée de cette puissance inhibée qu'est la compulsion.

Dans la couche moyenne, on rencontre aussi les compensations engendrées par les compulsions, ces déviations prises pour ne pas exprimer la réelle compulsion et sa source. Il est impossible d'amener la cuirasse moyenne à se libérer sans permettre au contrôle de lever son barrage, à la compensation de s'exprimer et à la compulsion de livrer son langage. Lorsque la vie atteint la couche moyenne cuirassée, le résultat est que tout bouchon ou tampon – qu'il soit temporaire ou même de longue durée – s'enlève par lui-même, libérant l'énergie compensatrice et permettant à l'énergie de la compulsion de se libérer. Le propriétaire peut aller à la source de la compulsion cachée dans la couche profonde cuirassée. Il en résulte que cette énergie inhibée s'exprime pour être réorganisée et dirigée dans le sens de la vie et non pas dans celui de la destruction. L'énergie inhibée retrouve son pouvoir créateur.

Malheureusement, la libération de la cuirasse moyenne peut être ressentie comme un danger, une peur de la vie, une peur de l'énergie des émotions et des compulsions refoulées, car son expression est à l'opposé de nos conditionnements sociaux, familiaux et quelquefois personnels. C'est pourquoi il est important que tout travail de libération de cuirasse soit accompagné par un thérapeute qui connaît la structure des cuirasses et qui est en mesure de guider le sujet pour l'amener à reconnaître ce qui est, ce qui se vit. Plus l'énergie a été refoulée, inhibée par les interdits, les inhibitions, plus elle est ressentie par le propriétaire du corps comme un danger qui menace son équilibre. Le thérapeute aguerri sait que le corps fonctionne constamment en équilibre avec sa propre écologie. La libération ne présente pas de danger réel, c'est le refoulement de la puissance de la vie qui est ressenti comme étant dangereux. Plus on permet à cette puissance de se libérer, d'être reconnue, d'être apprivoisée, plus une nouvelle harmonie s'installe en douceur et de façon équilibrée.

Il arrive aussi parfois que la libération de la couche moyenne soit accompagnée du retour en masse de la cuirasse, réflexe de fermeture suivi du réflexe d'ouverture de la cuirasse. Ce réflexe appartient à la vie de la cuirasse.

Les signes physiques de la libération de la couche moyenne seront des tremblements ponctuels de la région qui travaille, des soubresauts musculaires, des débuts de spasmes suivis de relâchement. Peuvent s'ajouter des douleurs musculaires profondes inconnues jusqu'alors ou des courbatures inexpliquées par rapport à la douceur apparente des mouvements, mais ces signes sont de courte durée. Le propriétaire du corps peut aussi avoir le sentiment que sa peau n'est pas assez élastique pour permettre aux couches plus profondes de prendre de l'expansion. Plus les couches moyennes prennent leur place, plus l'individu a l'impression que son corps ne veut plus prendre les anciennes postures de compensation. Cela est suivi du sentiment de ne plus savoir comment se placer, se tenir et s'asseoir.

La libération de la couche moyenne dans son langage musculaire n'est pas toujours agréable mais elle réserve de belles surprises. Plus l'énergie fait sa place dans la couche moyenne de la cuirasse, plus elle est accompagnée d'un sentiment plus profond de stabilité, d'intuition, de légèreté. Il y a augmentation de la libido, du désir de s'amuser, de rire, de retrouver sa spontanéité dans l'expression de la vie.

La libération du langage affectif, c'est-à-dire des signes psychiques de cette couche moyenne, est aussi quelquefois inconfortable. Elle accompagne de très près l'expression de la libération physique que nous venons de voir. Le propriétaire du corps a le sentiment de ne plus se retrouver, de ne plus savoir qui il est. Cela est accompagné de l'impression qu'il « change de peau », tout en ne sachant pas quelle sera sa nouvelle peau. On observe un désir d'exploration de la vie qui va en s'intensifiant, un désir plus grand de prendre des risques, d'oser, un goût plus prononcé pour la sensualité et une augmentation de la libido. Étonnamment, cela est suivi par un besoin de se retrouver seul, de se refermer sur soi. La libération de la couche moyenne de la cuirasse tient un double langage dans son expression à la fois physique et affective. L'individu a le goût de rire mais aussi celui de pleurer, le goût d'être en colère mais exprime aussi de la tristesse, ou à l'inverse, il est triste mais l'exprime par de la colère.

Tout se tient, la logique des cuirasses étant très simple. Au tout début, les compensations sont touchées. Le propriétaire du corps a le temps de prendre conscience des déviations inconscientes qu'il avait prises pour se protéger de sa compulsion. Lorsque la compulsion se présente à lui, déjà l'individu est en meilleur équilibre physique et psychique, ce qui lui permet de perdre le contrôle extérieur sans avoir recours à des compensations. Cette libération est possible parce qu'il y a déjà une assise physique dans le corps, un sens de soi, une solidité. Cette rencontre avec l'énergie inhibée de la compulsion est inévitable pour qu'il y ait réelle libération des couches moyennes à profondes. L'individu est amené à perdre momentanément le contrôle qu'il avait installé sur sa compulsion pour retrouver une maîtrise qui provient de l'intérieur et n'est pas dépendante des artifices extérieurs.

L'ouverture de la couche moyenne entraîne un désir de s'ouvrir à l'autre, de communiquer, de partager et d'aimer. Ce désir de communication provient de la libération de la couche moyenne cuirassée qui, retrouvant sa fonction de vie, prend le chemin de l'expression créatrice. La réelle expression de la couche moyenne est la communication. Lorsque la vie circule dans cette couche, le libre échange entre la couche superficielle et la couche profonde s'installe. Cet échange des fluides, des couches musculaires et du tissu conjonctif se fait dans l'union de la profondeur et de la surface. Le mouvement vers l'unité est transmis comme message à toutes les cellules du corps et à la psyché. L'individu ressent un besoin fondamental de s'unifier intérieurement, de rétablir la communication entre sa personnalité et son être profond.

Libération de la couche profonde

La couche profonde cache le plus grand trésor, le cœur du corps et son expression créatrice, l'être profond, l'essence même de qui nous sommes. La couche profonde cache notre identité, notre réelle identité. C'est dans la couche profonde que repose l'énergie vitale à l'état brut, pure et puissante, le geyser de l'expression créatrice.

La cuirasse des couches profondes ne peut être atteinte que si les autres couches ont été libérées. Cela va de soi si la libération des cuirasses se fait logiquement, dans le plus grand respect de l'être et de la relation entre le corps et l'esprit.

LA LIBÉRATION SPONTANÉE

Il m'est arrivé dans ma pratique de rencontrer des gens qui, réagissant à un événement très précis, ont connu la libération spontanée de l'énergie de la couche profonde sans avoir fait le chemin conventionnel de la libération des cuirasses. Le choc – qui peut avoir été physique, émotionnel, affectif ou spirituel – avait provoqué simultanément une ou plusieurs fissures dans toutes les couches cuirassées. Ces personnes sont en état de choc, en état de décompensation, car, en l'espace de quelques heures ou de quelques jours, elles se sont retrouvées ouvertes, sans protection et dans un face-à-face avec la puissance de leur énergie vitale retenue depuis des années. Bien que ces cas se produisent rarement, ils sont possibles. Si j'en parle, c'est pour expliquer qu'il se peut que les couches cuirassées s'ouvrent en même temps mais, je le répète, ces situations sont provoquées par des événements chocs. Ce n'est pas souhaitable mais la vie est ainsi faite qu'il faut parfois compter avec ce genre d'épreuves. Ce choc violent est vécu comme une agression et le retour en masse de la cuirasse, le réflexe de fermeture qui peut s'ensuivre, est susceptible d'entraîner un déséquilibre psychique très grave allant jusqu'à l'explosion de la personnalité, la perte de l'identité sans que l'individu ait eu le temps de découvrir sa profondeur, d'apprivoiser le cœur de son corps et l'énergie de fond qui est la sienne.

Atteindre la couche profonde et l'apprivoiser demandent du temps. Toute méthode d'intervention corporelle ou psychique qui tenterait de prouver le contraire est tout simplement dangereuse pour l'équilibre du corps et de l'esprit. Il peut en résulter un état de défense de l'esprit contre le corps ou du corps contre l'esprit. C'est à nouveau le combat, mais, si ce combat se déroule dans la couche profonde, il peut entraîner des conséquences graves pour le corps, pour l'esprit ou pour les deux. Si la couche moyenne cuirassée est bâtie dans son langage physiologique et affectif pour être le siège de multiples combats, ce n'est pas le cas pour la couche profonde. La couche profonde est celle qui enveloppe le cœur de notre corps, là où réside notre être profond, le trésor de notre individualité. Seuls la douceur et l'amour peuvent permettre qu'elle se libère de sa cuirasse. La vigilance est de mise.

Voici un exemple d'une expérience dont j'ai été témoin ; je vous la livre pour vous aider à comprendre l'importance de respecter la vie et ses rythmes dans la libération des cuirasses.

*

L'HISTOIRE DE CÉCILE

Mon amie Cécile était aux prises depuis des années avec un problème important dans ses relations avec les hommes. Toute relation se terminait par la « mort » psychologique de son partenaire, à tel point qu'on l'a quelquefois comparée à la « veuve noire », cette araignée qui tue son mâle après avoir fait l'amour. Cécile avait fait beaucoup de psychothérapies sans aller jusqu'au bout de... Elle avait aussi suivi quelques cours avec moi dans mon approche psycho-corporelle, sans aller au bout de... Comme Cécile souffrait d'un problème d'engagement chronique, elle ne faisait qu'une partie du travail et se retirait toujours juste avant d'entrer dans la profondeur. Elle fuyait lorsqu'elle rencontrait la violence qui était en elle. Elle n'arrivait pas à apprivoiser la couche moyenne cuirassée qu'elle avait en elle. Elle se maintenait en surface, sachant qu'elle avait encore besoin de garder sa colère pour se défendre de quelque chose qu'elle n'arrivait pas à nommer. Cette colère dont elle se nourrissait se manifestait par des actes abusifs contre elle-même, des relations destructrices avec des amants de passage, des abus d'alcool, de drogue, la pratique de sports violents, le jeûne extrême, l'enthousiasme effréné ou la dépression. Cécile tournait en rond, car elle ne voulait pas aller plus loin.

Le corps de Cécile – qui était beau selon les critères actuels – exprimait ce langage affectif. Elle était très souple en apparence et semblait avoir beaucoup de tonus bien que celui-ci ait été le résultat de sessions astreignantes d'aérobique. Son tonus était superficiel et cachait un corps bafoué. Cécile avait un corps bâti, entretenu par la colère, par le besoin de se défendre de tout ou de rien.

Un jour, Cécile me confie qu'elle croit être victime d'inceste, ce que je pressentais aussi sans le lui avoir jamais dit. Elle ajoute son intention de faire une psychothérapie d'une forme particulière qui allait l'aider à déloger les souvenirs occultés de son expérience d'inceste. Elle me demandait mon opinion. J'avais certaines réserves quant à cette méthode d'intervention pour en avoir déjà vu certains résultats sur le corps et la psyché de mes patients. Je lui ai alors parlé du danger qu'il y a à aller chercher des souvenirs qui ne sont pas prêts à resurgir et des souvenirs que le corps n'est peut-être pas prêt à reconnaître. Je lui ai répété que son corps savait tout et que, si elle se permettait d'être plus assidue dans son travail sur elle-même, elle verrait clair un jour ou l'autre. Les souvenirs occultés allaient faire surface en temps et lieu, dans le respect total de sa relation corps et esprit. Je lui suggérais de faire confiance au mouvement de la vie en elle, de ne pas le provoquer mais de respecter le fait qu'il y avait encore des couches à libérer avant qu'elle atteigne la profondeur de ses expériences occultées. Je lui ai parlé aussi de sa violence qui, pour moi, se reflétait dans le choix même de cette thérapie. Cécile voulait une méthode rapide, elle voulait en finir une fois pour toutes.

Cécile a fait fi de mes avertissements et est allée faire sa thérapie rapide. Elle en est sortie au bout de dix semaines, ayant retrouvé le souvenir de l'inceste dont elle avait été victime, souvenir très douloureux à reconnaître et à assumer. Douze années ont passé et Cécile est toujours aux prises avec ce souvenir qui la fait terriblement souffrir. Elle s'est découvert encore plus de raisons de haïr les hommes et semble s'être éloignée de sa guérison. Elle est devant sa colère et sa rage destructrice. Elle a pris dix kilos l'année qui a suivi cette thérapie et continue doucement à prendre du poids d'année en année. Son corps se défend contre le souvenir qui était en elle, occulté dans ses couches profondes. Son corps refuse, il se bâtit une protection contre les souvenirs réveillés alors qu'ils n'étaient pas prêts à le faire. Cette protection du corps l'éloigne des hommes avec qui elle n'a plus de relations depuis qu'elle a pris contact avec ce souvenir. Cécile n'a pas respecté l'écologie de ses cuirasses et de la libération de l'énergie contenue dans ce souvenir d'inceste. Cécile se nourrit maintenant à des sources extérieures, elle s'isole dans la nourriture et dans l'alcool, et fuit dans des expériences mystiques qui continuent de l'éloigner de son corps et de la vie.

*

Cet exemple démontre bien l'importance de déloger les couches profondes par une logique énergétique, somatique et psychologique qui respectent le mouvement de la vie et non pas la volonté. Il ne faut pas sauter d'étapes. Ce qui est merveilleux, c'est que la vie sait, le corps sait. La personnalité, la volonté n'ont pas leur place dans le processus. C'est une tout autre énergie qui prend la relève, une énergie pure et dénuée de distorsion venant de la psyché et de ses projections ou du langage verbal et de son interprétation.

Lorsque l'énergie de vie entre dans la couche profonde, c'est qu'il y a eu libération des autres couches qui l'enveloppaient, permettant le passage. Lorsque l'énergie de vie entre dans la couche profonde c'est qu'on est déjà en présence d'un certain degré d'amour, amour qui permet de déloger la dernière cuirasse. Il n'y a pas d'autre moyen pour la libérer. Un chemin fait d'amour et de respect de soi a été tracé pour permettre la libération de l'énergie contenue dans la cuirasse profonde. Ainsi, l'individu peut aller à la rencontre de lui-même.

Le mouvement de libération de la couche profonde entraîne avec lui l'expression des expériences les plus enfouies, les pulsions les plus profondes, les grands élans de l'âme retenus, l'amour de la vie, le désir de vivre, le désir de s'unifier. Dans l'énergie retenue de cette couche se trouve le langage inverse exprimé par le désir de mort, le désespoir, la maladie, la dépression, la faiblesse du système immunitaire, la tension profonde des muscles intrinsèques, la déviation de la colonne vertébrale, le déplacement de disques, les spasmes du péricarde (enveloppe qui recouvre le cœur).

Le langage physique de la libération de la cuirasse profonde se fait ressentir par une impression d'involution, l'individu se sentant happé par une énergie profonde. Le propriétaire du corps a besoin de dormir beaucoup, d'être nonchalant, d'être rêveur. Il a aussi l'impression d'avoir atteint sa limite dans le travail corporel, il a l'impression de s'ennuyer, de ne plus avoir rien à apprendre, rien à explorer. Il n'a plus les grands sentiments de libération qui accompagnaient la cuirasse superficielle, ni les douleurs ou les nœuds qui accompagnaient la libération de la cuirasse moyenne. Mais, s'il n'a plus de grandes douleurs, il n'a plus de grand bien-être. Il ne ressent plus grand-chose physiquement. Il s'endort et voudrait dormir sa vie. C'est l'expression typique de la pulsion de mort.

Ce mouvement d'involution est accompagné de son langage affectif par un sentiment d'ennui qui touche tous les aspects de la vie. L'individu ne connaît plus l'extase du début, ni la colère ni la tristesse des derniers mois. Il s'endort, se désintéresse de ce qu'il aimait et il ne sait pas vers quoi se diriger. Cette involution ressemble au calme illusoire d'avant la tempête. L'individu ne sait pas que cela cache l'expression affective de la pulsion de mort qui est tout simplement le langage affectif profond de la cuirasse. Le désir de mourir se transforme en désir profond de vivre. Pour tout intervenant aguerri, cela signifie tout simplement que bientôt l'énergie de libération qui pénétrait la couche profonde ira de l'involution vers l'évolution, c'est-à-dire vers le désir fondamental de vivre et d'assumer sa vie.

Lorsque la vie a délogé la non-vie, le désir de mourir est reconnu, identifié, démystifié. Il ne fait plus peur parce qu'il est vécu dans les cellules, dans la chair, dans l'être. Sous ce désir de mourir et sous le désespoir qui l'accompagne, la vie est là qui attend de resurgir dans l'amour, la plénitude et la légèreté. Il s'ensuit la reconnaissance de sa propre identité. Il n'y a plus de place pour le compromis. Le chemin de l'authenticité est là, tracé par la vie elle-même et l'expression créatrice. Le temps des prisons est révolu, la liberté appelle à la célébration de la Vie.

Anatomie du corps libéré

Le corps libéré de ses cuirasses est un corps unifié où toutes les couches musculaires sont en interrelation, ce qui permet un échange constant des liquides interstitiels entre le cœur du corps et sa surface, en passant par les couches moyennes. Ce libre échange engendre un sentiment d'unité, d'unicité, un sens d'intimité avec soi. Le corps libéré permet au corps d'être ce qu'il est dans sa nature profonde, un Arbre de Vie qui prend racine dans la terre et dans le cosmos. Lorsque le corps retrouve son état vrai, réel, son authenticité, le propriétaire qui l'habite découvre dans sa chair qu'il n'y a plus de séparation. Il peut en tout temps se nourrir à sa source de vie, à la terre et au cosmos. Il a retrouvé ses racines.

Le libre échange qui se fait entre les différentes couches du corps envoie à la psyché le signal qu'il est possible pour l'individu qui habite le corps de se nourrir à sa propre source. Ainsi, petit à petit, l'individu qui se libère de ses cuirasses cesse de chercher à prendre son énergie dans l'autre, cesse de se vider de son énergie vitale en faveur de l'autre ou cesse de se nourrir à ses complexes, aux compulsions qui ont pris racine dans la personnalité. Il devient autonome. L'entité qui habite ce corps peut se permettre de se libérer de ses dépendances, des attachements qui entravaient non seulement la circulation de l'énergie vitale mais entraînaient aussi un déplacement de l'énergie qui nourrissait la personnalité. Ainsi, l'énergie vitale n'est plus déviée vers les formes d'autodestruction qui nourrissaient les complexes, les blessures et les compulsions. Elle est maintenant réunie dans le réceptacle, le cœur du corps. L'énergie qui repose là, dans ce centre, est libre de nourrir le corps et l'être en entier. Un sens d'autonomie et de liberté accompagne le corps libéré.

Le corps libéré est un corps sans cuirasses qui se nourrit aux éléments, l'air, la lumière, le feu, l'eau, la terre, l'amour… et qui se nourrit à l'énergie de l'âme. Ce corps est capable d'absorber l'énergie cosmique qui circule par la peau, par les centres d'énergie, par la respiration et de l'utiliser pour nourrir sa propre énergie vitale, elle-même une extension de cette énergie universelle. Ce libre échange avec les éléments de l'univers est possible, car il y a circulation entre les différentes couches du corps et il y a respiration de la périphérie au centre et du centre à la périphérie. Le corps libéré peut aussi donner de l'énergie et en recevoir, car il est Source de Vie.

Le corps libéré, notre réel corps, se manifeste dans sa beauté et sa force. Il est difficile de retrouver le corps qui est nôtre dans un corps emprisonné. Émane du corps libéré la réelle forme de notre identité, une forme de chair, d'os, de liquide, de muscles et d'énergie. Émane aussi du corps libéré une forme psychique, énergétique qui épouse totalement le corps retrouvé, ce corps qui est nôtre. Soma et psyché sont inséparables. Le corps libéré nous permet de nous retrouver, tout simplement.

J'ai tenté de retracer pour vous l'évolution que peuvent prendre ces retrouvailles, cette rencontre avec soi-même que le corps libéré de ses cuirasses nous permet de vivre. Ces formes se sont dessinées à moi après avoir observé plusieurs personnes qui retrouvaient leur corps et leur réelle identité en ma présence. Ces formes sont des formes d'expression et d'évolution de la libération du soma et de la psyché dans la rencontre profonde avec la Vie en nous et tout autour de nous. Elles sont des étapes non limitatives sur le chemin du corps retrouvé… elles suivent une gradation pour atteindre le but ultime de notre processus d'individuation.

Le corps habité – le corps de nos besoins

La première étape sur le chemin des retrouvailles est d'habiter son corps. Il serait difficile d'aller à la recherche de… si le corps n'est pas habité et si ses besoins, ses « raisons » ne sont pas reconnus. Le corps habité nous enseigne nos besoins réels, nous rapproche de nous-mêmes. Il est le corps de l'intimité avec soi.

Le corps vibrant – le corps de nos désirs

La seconde étape sur le chemin des retrouvailles est le corps qui vibre. Plus nous habitons notre corps, plus nous pouvons lui permettre de vibrer en laissant la vie y circuler en toute liberté. Le corps vibrant est le corps qui n'a pas peur d'exprimer ses désirs et ses élans, de dire ce qui le fait vibrer. C'est le corps de l'instinct, de l'intuition, le corps qui sait et qui exprime. Vibrer dans son corps, lui permettre de nous guider dans nos élans les plus profonds fait partie des retrouvailles.

Le corps vécu – le corps de notre amour

La troisième étape sur le chemin des retrouvailles est le corps vécu, celui qui n'a pas peur d'aimer et d'être aimé. Celui qui ose exprimer son amour, sa chaleur et sa vérité amoureuse. Le corps qui n'a pas peur de prendre dans ses bras, de serrer sur son cœur, de réconforter, de vibrer, de vivre tout simplement. C'est le corps capable d'exprimer sa créativité à travers l'amour, le partage, la compassion, la joie. Le corps vécu n'a pas peur de la vie, de son expansion, de sa contraction. Il reconnaît son vécu et le vécu de l'autre, ce qui lui permet d'aimer et d'être aimé.

Le corps vivant – le corps de notre transparence

La quatrième étape sur le chemin des retrouvailles est le corps vivant, celui qui s'abandonne à la vie. Celui qui reçoit la vie et qui la donne. Ce corps est transparent, il n'a plus de résistance au mouvement universel, inconditionnel de la vie. Il est organisme vivant, intelligent, intuitif et créatif. Il est. C'est le corps de la spontanéité, de la créativité, de la joie. Il exprime les émotions sans les retenir, il exprime la fusion sans vouloir la retenir. Il vit le moment présent, il s'adapte, il s'ajuste, il est transparent, il est fluide, pure transparence.

Le corps universel – le corps de notre âme

La cinquième étape sur le chemin des retrouvailles est le corps universel. Celui qui reconnaît qu'il est organisme vivant relié directement au cosmos. Ce corps sait qu'il est le réceptacle de cette énergie appelée âme.

C'est le corps qui existe au-delà de nos cinq sens, au-delà de la dualité. Il reconnaît le sacré de l'énergie universelle et aussi le sacré du quotidien dans ses gestes, sa parole, son expression et sa spontanéité. Il est pure expression du potentiel de l'Être. C'est le corps qui reconnaît son authenticité énergétique, un corps habité par une structure énergétique qui soutient totalement l'évolution de son être. Il sait qu'il est relié et en constante relation à la fois en lui et tout autour de lui. Il est le corps de l'âme et de l'universalité. Il n'a plus de frontières.

Le corps retrouvé

Peu importent le nom qu'on leur donne, leur intensité, la profondeur où elles se trouvent, se libérer de ses cuirasses c'est en venir à habiter son corps. Votre corps est votre maison mais, locataire ou propriétaire, qu'en faites-vous ?

Pouvez-vous imaginer habiter une maison barricadée, dont les volets sont fermés, où il n'entre aucune lumière, où tout est à la traîne, où les meubles sont recouverts de poussière, dans un décor chargé, où les rideaux tombent en lambeaux ? Ou encore, au contraire, préférez-vous vivre dans un décor épuré, blanc caustique, où vous avez l'impression de ne pas pouvoir respirer sans demander la permission, où vous n'osez pas vous asseoir de peur de salir ?

Ainsi, plus votre corps se libère de ses cuirasses plus vous entrez dans votre corps, plus vous y faites le ménage. Vous enlevez les pelures pour y rejoindre le cœur. Votre corps peut être comparé à une maison et le travail psycho-corporel pourrait être comparé au grand ménage de l'année ou de toute une vie.

Je pourrais aussi tout simplement vous demander

comment vous habitez votre maison ? Est-ce un lieu de passage uniquement ? Est-ce un endroit où vous aimez recevoir des gens ? Prenez-vous le temps d'y vivre et de vous y prélasser ? Êtes-vous constamment à y faire le ménage ? Profitez-vous de votre maison ? Est-ce un lieu agréable ?

Plus vous vous libérez des cuirasses – plus vous dépoussiérez, faites la lumière, enlevez les barreaux, etc. –, plus vous prenez conscience que votre corps est un lieu que vous pouvez habiter, où vous pouvez respirer, vivre. Vous prenez conscience que votre corps comme votre maison a ses besoins, ses raisons, son essence, sa vie. Une vie qui n'est pas éloignée de la vôtre, car c'est vous qui vivez dans ce corps et non pas une autre personne. C'est vous qui habitez votre maison et non pas le voisin. L'énergie qui habite votre corps n'est pas séparée de votre énergie, c'est la même force de vie et elle peut vous instruire sur qui vous êtes.

Votre corps est votre ultime maison, celle avec qui vous allez passer votre vie, celle que vous allez laisser derrière vous lors du dernier passage. Vous pourriez tout perdre, votre maison, vos biens et même votre famille, mais si vous êtes encore vivant, c'est que vous n'avez pas perdu votre corps, votre ultime maison.

UN TÉMOIGNAGE

Un jour, une organisation française m'a demandé de donner une classe de travail psycho-corporel à un groupe de personnes – hommes et femmes – qui suivaient les enseignements d'un psychanalyste connu. Au début, lors de la période consacrée aux échanges entre les participants, un homme m'avait dit qu'il pratiquait tous les sports de montagne et de mer et qu'il connaissait très bien son corps. Par la suite, alors que je le regardais travailler au sol, je me suis dit qu'il devait bien s'ennuyer dans cette classe. Les mouvements n'étaient pas spectaculaires et, au premier abord, semblaient très simples pour ce grand sportif. La journée arriva à sa fin et, lors de la période d'échanges, l'homme en question ne voulut rien partager de ses impressions. Il semblait très triste. J'ai respecté son silence. Plus tard dans la soirée, je me suis retrouvée nez à nez avec lui. Il avait les larmes aux yeux en me parlant. Il m'a dit :

— Je croyais bien connaître mon corps, et je viens de prendre conscience que je n'en connais rien. Cet après-midi, j'ai perdu tous mes points de repère, j'ai compris que j'habitais mon corps de l'extérieur seulement. Je connaissais tout de mon corps de l'extérieur et vous m'avez aidé à entrer dans mon corps, ce que je n'avais jamais fait. C'est une sensation incroyable. Je veux y retourner, il y a là un monde de découvertes qui m'attend. J'ai compris que mon corps avait des besoins que j'ignorais, même après tant d'années de sport, d'alpinisme.

Il pleurait et a continué en disant :

— Je comprends que vous vous soyez guérie par ce travail. Au tout début, je doutais. Je me demandais comment vous aviez pu vraiment vous guérir uniquement par des mouvements si simples. Maintenant, je comprends que vous êtes entrée dans votre corps et vous êtes allée vous guérir. Je veux continuer ce travail, je veux habiter mon corps.

Ce témoignage était très émouvant pour lui et pour moi.

Le corps habité

Le corps de nos besoins

La première étape des retrouvailles consiste à habiter son corps et à reconnaître ses besoins, ses raisons d'être et d'exister.

Il n'est pas facile de décrire l'expérience d'habiter son corps. C'est un état, une présence à… qui part de l'intérieur vers l'extérieur. C'est un état d'attention, de vigilance, qui vient avec la pratique puis qui s'installe et entraîne une conscience du corps qui permet de reconnaître ses besoins et par la suite les besoins de la psyché, puisque qu'ils sont étroitement reliés. Habiter son corps, c'est se permettre de reconnaître les signes précurseurs de la maladie (d'état de non-santé), de réajuster les tensions, de s'harmoniser avec l'environnement, prendre conscience des états, des situations stressantes, reconnaître ce qui est bon pour soi et ce qui ne l'est pas. Le corps habité est le corps qui livre ses besoins, ses pulsions. Il aide la psyché à reconnaître tout simplement ce qui est. Le propriétaire du corps a le choix de répondre aux besoins de son corps ou de les nier mais il ne peut plus dire qu'il ne sent plus, car il habite son corps et par le fait même il reconnaît son langage.

Le corps habité reconnaît ses besoins et les exprime. Le corps habité sait ce qu'il veut et ne veut pas, ce qui est bon pour lui et ce qui l'éloigne de la Vie. Le corps habité nous guide vers le chemin de l'autonomie.

Le corps libéré

Le corps de nos désirs

La seconde étape sur le chemin des retrouvailles est le corps libre. Lorsque le corps est libéré de ses tensions, de ses cuirasses, de ses défenses, il vibre à la vie, il pulse à la beauté, au désir de vivre, d'exister, d'être tout simplement.

Lorsque le corps est habité, il devient de plus en plus libre. Il sait ce dont il a besoin et ce dont il n'a plus besoin. Ainsi il se libère du trop-plein, il se libère du paraître, du rôle social, de ses protections, il se libère de sa souffrance. Il est enfin libre.

Que fait un corps libre ? Il désire, il ose exprimer son essence et sa créativité. Ce n'est plus le corps de « J'ai besoin de… je n'ai plus besoin de… » mais le corps de « Je désire, je veux, j'aspire à… ». Ce corps existe, il est l'expression de la vie, de l'exploration de la vie.

Dans notre société, les gens associent immédiatement désir et désir sexuel, désir amoureux, mais le désir n'est pas limité à ces deux seules catégories. Désirer, c'est exprimer l'élan, aspirer à…, croire à…, s'élever vers un monde meilleur, aller vers… c'est l'expression du mouvement créateur.

Dans notre société, il existe un tabou autour du mot désir ou du verbe désirer, comme s'il n'était pas permis de désirer quelque chose.

Lorsque j'étais jeune, on me disait que désirer était dangereux, car le désir engendrait des rêves qui pouvaient être irréalisables. Par conséquent, j'allais être déçue par la vie, aller d'illusions en désillusions. On me demandait d'être raisonnable. Chaque fois que l'élan créateur pointait, on souriait devant tant de « folie juvénile » et on me disait que ce n'était pas possible.

Lorsque, malade, j'ai décidé d'aller chez Thérèse Bertherat, à Paris, pour retrouver mon corps perdu, on m'a dit la même chose : une fois de plus, je n'étais pas raisonnable. Je n'avais pas droit à ce désir. Je ne pouvais pas tout lâcher, ma carrière, ma voiture, mon appartement, cela ne se faisait pas… On m'a dit que, dans ces conditions, aucune banque ne me prêterait l'argent nécessaire à ma guérison. Pourtant, mon désir de me guérir m'a amenée à Paris et à ma libération. Si j'avais écouté ces gens qui me parlaient du haut de leur prison, je serais peut-être encore arthritique.

Le corps libre est le corps de l'élan vital. La vie peut y circuler à son aise et l'élan créateur y prendre son envol. Les désirs surgissent de la profondeur de l'être, ils émanent de lui telle l'aspiration qui élève, qui enrichit, qui ouvre, qui crée. Il n'y a pas de danger, car les désirs sont intimement liés à l'être, dénués de distorsions, ils sont la pure expression de l'authenticité.

Le corps libre ne porte plus la séparation entre le haut et le bas, entre le côté droit et le côté gauche. Tous ses centres d'énergies, toutes ses glandes et ses organes internes sont tournés vers une recherche d'harmonie, car le corps est libéré des cuirasses qui créaient la séparation, la division, la dichotomie et la confusion. Il est ainsi plus aisé pour le corps libre de vibrer à l'unisson et de reconnaître le principe créateur de la vie dans son désir d'expression et de communion.

Le corps libre est un corps qui s'est libéré de ses conditionnements mentaux, affectifs et physiques qui entretenaient le blocage de l'énergie vitale en lui. Plus ce corps exprime ses désirs, ses envies, son élan, plus il demeure libre dans son mouvement, dans son expression et dans sa créativité.

Le corps vécu

Le corps de notre amour

La troisième étape sur le chemin des retrouvailles est la rencontre avec le corps de notre vécu, le corps de notre amour.

Le corps vécu est le corps qui reconnaît son expérience de vie. Il s'est libéré non pas en jugeant ce qui fut et ce qui est mais en reconnaissant ce que fut sa vie jusqu'alors. Ce corps est le corps de notre amour, car il ne juge pas ses blessures, ses cicatrices, les traces de son passé, les résidus de ses anciennes armures maintenant tombées. Ce corps est le corps de l'amour inconditionnel, de la gratitude, de l'échange et du partage.

Le corps vécu est le corps aimant, qui n'a pas peur de ce que fut sa vie et de ce qu'elle sera. Il est maintenant libre, libre de reconnaître ce qu'il fut, il est libre d'aimer et d'être aimé, et le demeurera.

Le corps vécu est le corps qui reconnaît aussi la vie chez l'autre, il n'a pas peur de la souffrance, des armures et des cicatrices qu'il retrouve en l'autre. Il sait que le vécu de l'autre est semblable au sien. Il est le corps de la compassion.

Le corps vécu est le corps de la chaleur et de la tendresse, car il peut s'exprimer parce que libre, il peut dire la vérité parce que habité, et il peut aimer parce qu'il reconnaît son vécu. Il est le corps de notre amour.

Le corps de notre amour est le corps qui aime. Le corps qui est capable de donner et de recevoir, parce qu'il est capable de se donner et de se recevoir. Il accueille, il reçoit, il donne, il partage.

Le corps vécu porte en lui la vie et la chaleur de l'amour. Il n'a pas peur de la vie. Il la porte en lui-même, il la vit et, par le fait même, il se donne et se partage. Ses bras sont capables de recevoir, de donner, ses jambes sont capables de porter, d'aller vers. L'énergie du cœur y circule de bas en haut. L'énergie du cœur se retrouve dans tous ses gestes, son maintien, sa démarche.

Le corps vécu est aimant, chaleureux, ouvert, donnant, remerciant. Le corps vécu est le corps qui partage.

Le corps vivant

Le corps de notre transparence

La quatrième étape sur le chemin des retrouvailles est le corps vivant, le corps de notre transparence. C'est le corps qui n'a pas peur de laisser la vie parler en lui.

Ce corps n'a pas peur de ses émotions, elles y circulent librement. Il n'a pas peur de s'exprimer et d'oser être ce qu'il est. Il est amour parce que habité, libéré, vécu et par le fait même vivant. Il est, tout simplement. Il n'a pas besoin de se protéger, car sa protection est l'amour, l'expression créatrice, la simplicité, la vie telle qu'elle est. Il est spontanéité, créativité, pure expression de son authenticité.

Le corps vivant est authentique dans son expression de la vie sous toutes ses formes. Il ne se nourrit pas de conventions, de conditionnements ou de constructions de la pensée. Il est sa réelle identité, il est vivant et authentique.

Ce corps exprime ce qui est, sans jugement. Sa déception, sa joie, sa peine et sa colère sont des émotions qui circulent, car elles ne sont pas retenues par le corps. Elles sont la pure expression de la vie et du mouvement. Le corps de notre transparence exprime l'intelligence de la vie, à la fois dans son raffinement et dans sa simplicité.

Le corps vivant ne connaît pas le mensonge, les cachettes, le non-dit. Le dialogue de la vie en lui-même est simple parce qu'en mouvement. Le corps vivant n'a pas peur du changement, il se laisse aller à la fluidité de la vie. Il a cessé de se battre et de résister. Il connaît l'amour, l'abondance, la plénitude.

Le corps vivant a cessé de combattre la vie. Il accepte l'énergie de vie sans jugements. Il devient mouvement, c'est pourquoi il devient transparent. Il ne bloque ni son vécu ni la vie en lui et à l'extérieur de lui.

Dans le corps de notre transparence, l'énergie de vie circule de l'intérieur vers l'extérieur et vice versa. Le corps de notre transparence est un corps qui respire, il est habité, libéré, vécu et vivant. Ce corps existe dans le moment présent, c'est pourquoi il est transparent. Il ne vit plus du passé, il ne vit plus du futur. Il ne ressent pas le besoin d'accumuler, de protéger ou de défendre, car il connaît son vécu, il aime et est aimé. Il peut totalement s'abandonner à la transparence.

Le corps de notre transparence est le corps qui communique son authenticité et sa vérité. C'est le corps qui ne retient pas son amour. C'est le corps fluide, qui respire, qui est libre dans son vécu, dans sa communication et dans ses échanges.

Dans le corps de la transparence, l'ego bâti n'existe plus, on y trouve une transparence, une communication entre l'ego et l'âme. C'est pourquoi l'énergie y passe, y circule librement sans obstacle, sans retenue, sans projection. Le mouvement de la vie se communie au tout.

Le corps universel

Le corps de notre âme

Le corps universel est l'une des dernières étapes des retrouvailles. Cette étape est atteinte lorsque le corps vit et exprime sa transparence, son authenticité. Du corps habité, nous passons au corps universel, réceptacle de l'univers et réceptacle de cette énergie subtile qu'est notre âme.

Notre corps a toujours hébergé l'âme mais dans l'expérience du corps universel, l'âme peut s'y déposer et être accueillie. Il n'y a plus de combat. Le corps universel devient un réceptacle pour l'âme et son dynamisme. Le corps ayant vécu la transparence de l'ego à l'âme, le corps universel peut exister sans séparation, sans édification, car il existe au-delà des cinq sens et des relations de cause à effet.

Le corps universel est le corps de la connaissance profonde. Non seulement il permet le libre échange entre la personnalité et l'âme, il permet aussi le libre échange avec les énergies subtiles de l'univers, l'impalpable, l'innommé. Il existe au-delà de la réalité physique, il existe dans l'universalité.

Le corps de notre âme est le corps qui se reconnaît comme étant un temple. C'est le corps du sacré et du pouvoir authentique. Il est aimant, respectueux et visionnaire. Le corps de l'âme est le corps qui porte la vision, la conscience et l'énergie du cœur, dans tous ses gestes, ses actions, ses pensées, ses émotions. Il est le corps cosmique unifié.

Conclusion

CE CORPS QUI EST NÔTRE

Tout au long de cet ouvrage, je vous ai présenté des personnes qui sont venues à moi pour que je les aide, parfois sans savoir précisément ce qu'elles attendaient de moi. Parti d'un malaise, mal dans sa peau, dans son âme… On l'admet ou pas, mais on fait un premier pas.

Vous les avez rencontrées lors de leur démarche initiale, dans ce premier pas qu'elles faisaient vers la guérison. Voici, en terminant, ce que sont devenus Andréa, Paul, Sylvia, Patrick, Alexandre, Éloïse, Françoise et Jean-Pierre.

ANDRÉA
La cuirasse fondamentale – Le corps et la pulsion de la mort

Andréa, souvenons-nous, souffrait de tensions musculaires profondes et était aux prises avec une rage qu'elle nommait « chronique ». Elle se disait guérie d'une maladie incurable, avait parfois envie de mourir et était sortie indemne de trois accidents de voiture en trois mois. C'est un bel exemple d'un corps entravé par une cuirasse fondamentale.

J'ai suivi Andréa en séances individuelles et en séances de groupe. Elle a quitté sa rage destructrice pour affronter son désespoir et son envie de mourir. Elle s'est retrouvée devant sa peine, sa douleur et surtout à la source de sa souffrance qui avait été l'abandon. Les images étaient claires et précises.

À travers le travail psycho-corporel profond, elle a retrouvé les moments de sa vie où elle s'était sentie abandonnée par son père. Elle a aussi retrouvé le moment où elle avait eu envie de mourir puis avait concentré cette envie dans un désespoir à propos de la vie, désespoir qu'elle avait camouflé sous une rage profonde à l'endroit des humains, de la vie et de l'amour.

En se libérant de ses cuirasses profondes, Andréa a retrouvé ce qu'elle croyait être son non-droit d'exister parce qu'elle n'avait pas existé aux yeux de son père. Rien de cela n'était apparu en psychothérapie, car cette pensée était enfouie dans le cœur de son corps, dans la cuirasse fondamentale.

Son père avait été là sans y être vraiment. Médecin très connu et reconnu par le monde médical pour les vies qu'il avait sauvées, il travaillait constamment à aider les autres. Présent aux autres mais absent pour ses enfants. Toute jeune, elle avait compris qu'elle n'avait pas le droit d'exprimer son besoin d'attention, car son père donnait tout aux autres. Médecin suppose malade : le seul moyen qu'elle trouva pour attirer son attention fut de contracter cette maladie éprouvante. La grande victime aurait son grand sauveur.

Andréa venait d'une famille dysfonctionnelle. Ses frères et sœurs avaient tous souffert de l'absence du père mais elle seule avait somatisé ainsi la douleur de l'abandon. Deux de ses frères étaient décédés, le premier d'un accident de voiture et l'autre d'un suicide, et le seul frère vivant était médecin comme son père. Ses deux sœurs avaient épousé des médecins. Andréa était la seule célibataire, la maladie ne lui ayant pas donné le temps de se marier. Elle vivait seule.

Je savais qu'en se guérissant elle entraînerait sa famille dans un processus d'évolution. J'ai suivi de très près Andréa pendant les semaines où elle s'est retrouvée devant son désespoir et son désir de mourir. Le corps d'Andréa devenait de plus en plus souple, car elle ne résistait pas à ce qui émanait d'elle.

Plus Andréa entrait dans sa couche profonde, plus son visage se détendait et plus les signes de colère disparaissaient pour laisser place au désespoir et à la pulsion de mort (qui est la pulsion de vie inhibée). Physiquement, le corps d'Andréa souffrait de moins en moins. Les raideurs disparaissaient parce qu'elle n'avait plus de colère, de rage destructrice. La cuirasse profonde se libérait. Les cuirasses s'ouvraient pour laisser s'exprimer la cuirasse profonde affective. La douleur de l'abandon était là et attendait qu'Andréa l'écoute, l'accueille et la libère.

Le corps d'Andréa a pris de deux à trois mois à purger la non-vie emprisonnée dans sa mémoire cellulaire. Andréa a beaucoup pleuré son désespoir et son désir de mourir. Je l'encourageais à laisser pleurer son corps et à continuer à faire les mouvements, à se libérer de la cuirasse profonde. Quotidiennement, elle écrivait son journal et se libérait sur papier de ce sentiment d'abandon. Elle faisait aussi beaucoup d'exercices de respiration et s'imposait une discipline quotidienne de marche à pied. Elle avait beaucoup de courage. Elle était soutenue par le groupe.

Puis, un jour, elle arriva au cours transformée. L'énergie avait changé de direction, la vie avait repris le dessus. Andréa était sur la voie de la guérison. Son corps avait cessé de pleurer.

Après quelques semaines de travail, Andréa est entrée dans le cœur de son corps. Elle a réussi à retrouver son essence, sa réelle identité, au-delà du conditionnement familial et social qu'elle avait connu. Elle s'est retrouvée avec sa propre liberté d'être, d'agir et d'aimer.

Andréa avait envie de vivre, de travailler à nouveau, d'aimer et d'être aimée. Elle avait des projets, elle avait retrouvé son énergie. Elle était belle et la vie émanait de son sourire, de son regard. Elle était spontanée, vraie et aimante. La vie avait pris la place de l'arthrite. Andréa a continué son travail auprès de moi pendant une autre année. Elle ne participait qu'à des cours de groupe. J'ai pu observer l'intégration de sa guérison dans son quotidien, dans son corps et dans son environnement. Andréa était guérie.

PAUL
La cuirasse du désespoir – Le corps malade

Paul, et sa cuirasse du désespoir, était venu me consulter parce qu'on venait de lui découvrir un cancer de l'estomac et qu'il ne lui restait qu'une année à vivre. Il est venu me voir pour que je l'aide à bien mourir. J'ai accepté de l'accompagner.

Six mois après notre première rencontre, Paul est décédé heureux, détaché et en accord avec son choix de quitter ainsi sa vie. Il est mort réconcilié avec la vie. Nous avions commencé le travail sur le corps et ses cuirasses par la visualisation, car son état de santé ne lui permettait pas le travail psycho-corporel. Nous avons travaillé la cuirasse de sa maladie par l'imagerie mentale.

Nous sommes d'abord allés chercher des images très claires de sa maladie physique. Ce travail a aidé Paul à accepter son cancer, puis à mieux comprendre. En même temps, Paul découvrait sa douleur affective. Le sentiment d'avoir eu à compromettre sa nature profonde. Il en voulait terriblement à son père.

Nous jouions contre la montre, car les trois dernières années avaient été très destructrices et le corps de Paul était très atteint par la maladie.

Paul s'était carapacé dans la cuirasse du mal-aimé et avait le sentiment d'être à la fois une victime par l'échec, et un persécuteur par l'effet que son échec avait eu sur les autres. Paul connaissait le sabotage, car, sans s'en rendre compte, il l'avait pratiqué toute sa vie. Figé dans cette cuirasse de mal-aimé pendant des années, il avait été l'enfant rebelle, victime de ses parents et des autres. Il n'avait cessé de recréer des échecs pour se prouver « qu'il n'était qu'un bon à rien », ce que ses parents semblaient croire et qu'il avait lui-même intégré.

L'estomac est le centre du « faire ». Paul avait fait et fait et encore fait, tout en continuant à se prouver qu'il n'arrivait pas à faire. Il vivait ainsi un stress continuel, tel un cercle vicieux affectif et mental qui affaiblissait à la longue son système immunitaire. Les cellules atypiques ont tôt fait d'attaquer l'organe de prédilection, son estomac.

À un moment très précis de sa vie, il était sorti de sa cuirasse de mal-aimé pour se bâtir un corps et une identité et ainsi se protéger de lui-même et du sentiment qu'il était un bon à rien. Puis, vers l'âge de vingt-deux ans, Paul était devenu comme son père. Il l'imitait totalement, épousant la cuirasse parentale.

Paul m'a montré des photos à partir desquelles nous avons retracé le chemin de ses cuirasses. À trente-huit ans, il avait endossé la cuirasse sociale pour s'assurer l'amour de ses proches. Il est devenu comme tous ceux qu'il côtoyait – avec un ventre et des bajoues – et se sentait en sécurité. Dans ses séances de visualisation, Paul voyait ces différents personnages accompagnés de leur cuirasse qu'il nommait ses « armures multiples ».

Tout en travaillant sur les images de son cancer et de sa guérison, Paul se réconciliait avec celui qu'il avait déjà été. Le voile de son désespoir se levait pour faire place à celui qu'il était vraiment dans son âme et dans son corps.

Dans les images de son cancer, nous retrouvions les émotions logées dans son estomac. Il y avait là le grand stress de la performance mais aussi la colère et la déception de ne pas avoir répondu aux attentes familiales.

Trois fois par jour, Paul faisait des séances d'introspection et de guérison et découvrait sans cesse de nouvelles pistes qui lui permettaient de faire des liens qui allaient l'aider à se retrouver et à se comprendre. Il notait tout dans un cahier. Ces images lui permettaient de maintenir un niveau d'énergie d'espoir, d'énergie psychologique qui semblaient prolonger un tout petit peu son temps de vie. Selon certains médecins, il aurait déjà dû être dans sa tombe mais il tenait le coup pour se permettre de guérir.

Petit à petit, il retrouvait goût à la vie même si son corps montrait des signes différents. Paul sentait qu'il guérissait Paul, et c'est ce qui lui importait le plus avant de quitter sa vie.

Un jour Paul est venu me dire qu'il était prêt à partir. Il avait fait un rêve dans lequel il avait appris qu'une seule chose le retenait, sa femme et ses enfants. Avec sa permission, nous avons fait quotidiennement un rituel de détachement qui dura une semaine. Paul se présentait chez moi tous les jours. À l'aide d'exercices de visualisation, nous examinions les liens conscients et inconscients qui le retenaient à sa femme et à ses enfants. Il était de plus en plus en paix avec lui-même, avec ses proches et avec sa vie. À la fin du rituel, il m'a dit : « Je suis en paix maintenant, merci. »

Je n'ai plus revu Paul. Il est mort deux jours plus tard. Un mois après son départ, j'ai reçu un appel de sa femme qui m'informait que son mari était parti dans une paix et une harmonie telles, que les membres de la famille se sont réconciliés. Elle était très reconnaissante.

SYLVIA
La cuirasse de la mal-aimée – Le corps bafoué

À trente ans, Sylvia a encore un corps de jeune adolescente qui ne s'est pas encore découverte. Incapable de souffrir, sa vie n'était pourtant que souffrance. « Je n'ai pas mal dans mon corps, avait-elle dit, j'ai mal dans mon cœur. »

Lorsqu'elle est venue me consulter, Sylvia était aux prises avec un modèle de destruction bien ancré. Elle a eu le courage d'aller à la rencontre de sa douleur affective qui s'exprimait par une dépendance excessive à l'amour, la passion destructrice, à la nourriture et aux hommes. Son corps avait connu différentes drogues, les hauts et les bas de la compulsion sexuelle, la compulsion à la nourriture (diètes à répétition, jeûnes excessifs), la compulsion aux hallucinogènes.

Au début du travail psycho-corporel, elle n'était que douleur. Sa cuirasse physique superficielle exprimait irritation, hypersensibilité. Son corps réagissait violemment aux mouvements, car les couches moyennes de sa cuirasse abritaient une rage destructrice qui, dès que nous touchions aux muscles superficiels par des mouvements d'ouverture, provoquaient des pleurs suivis de l'expression profonde d'un apitoiement, le cri de la victime. Puis, à mesure que nous entrions en profondeur par la respiration et des mouvements spécifiques d'ouverture, surgissaient la violence, la rage. Sylvia se retrouvait devant son potentiel destructeur qu'elle utilisait contre elle-même et aussi contre les autres.

Le travail de libération de ses cuirasses était accompagné de rencontres individuelles en psychothérapie pour l'aider à intégrer dans son quotidien le langage de sa douleur affective.

Sylvia a mis deux années de travail pour se libérer de son modèle d'autodestruction et retrouver son équilibre et son autonomie.

La première année, nous avons abordé très doucement la première couche de la cuirasse. Nous avons beaucoup travaillé la respiration et les mouvements d'ouverture, d'étirement. Pendant les premiers mois, son corps n'était que douleur, douleur qui semblait physique puisque Sylvia poussait des cris lorsqu'elle utilisait des balles mousses sur sa couche musculaire. Mais en rencontres individuelles, dès que nous travaillions par la visualisation, par les images qui émanaient de sa douleur, Sylvia n'avait plus mal dans son corps physique. La douleur musculaire la quittait pour laisser s'exprimer son langage affectif. Sylvia guérissait des mémoires d'agressions sexuelles et d'agressions physiques qu'elle avait subies.

Une fois la couche superficielle libérée, petit à petit son corps nous a permis d'aborder les couches plus profondes. Nous sommes entrées, après six mois de travail, dans la couche de la colère. Avec courage, Sylvia a rencontré sa rage destructrice et a pris conscience que sa colère était dirigée vers ceux qui l'avaient bafouée, maltraitée psychiquement et physiquement. C'est parce qu'elle en voulait terriblement aux hommes qu'elle vivait cette immense dépendance envers eux et leur amour pour elle. Elle recherchait constamment à reproduire le modèle de destruction qu'elle avait connu dans la petite enfance. C'est lorsqu'on la bafouait qu'elle se sentait aimée.

Sylvia a pris conscience qu'elle bafouait son corps de la même façon qu'elle avait été bafouée. Petit à petit, elle a retrouvé le chemin de l'amour et du respect de son corps, en écoutant les besoins de celui-ci et non les besoins de sa volonté ou de sa rage destructrice. Elle s'est réconciliée avec ce corps qui avait été l'habitacle de tant de souffrances et d'abus. Elle a pris conscience que son corps ne l'avait pas blessée ni trahie mais que, comme elle, il avait subi la souffrance et les abus.

En retrouvant le chemin de l'amour et du respect de son corps, elle a retrouvé l'amour d'elle-même. Elle a découvert le besoin de se respecter, de respecter son cœur et l'amour qu'elle porte en elle. Elle a ainsi quitté ses modèles de relations destructrices et a eu le courage d'entrer dans un sevrage complet de drogues physiques et affectives ; pendant quelques mois la seule personne avec qui elle a été en relation, était elle-même.

À la fin de la première année de travail, Sylvia a choisi de consacrer son énergie vitale à sa guérison, à son sevrage. Elle a apprivoisé la solitude et la vie, en vivant seule en appartement. Elle a été capable de conserver un emploi plus d'un an. Elle s'est reprise en charge, devenant responsable d'elle-même.

Lâchant diètes et jeûnes compulsifs, et permettant ainsi à son corps de ne plus être bafoué par les régimes qu'elle lui imposait, Sylvia avait gagné du poids. Elle était consciente qu'il ne s'agissait là que d'une phase de transition pour donner à son corps le temps de se réajuster à un régime alimentaire plus équilibré. Mais comme Sylvia travaillait son corps tous les jours, tentant d'harmoniser ses différentes couches musculaires, le poids gagné était réparti sur tout son corps qui restait harmonieux, et son poids stable. Cela aussi était un signe que son corps avait besoin de maintenir un niveau de protection contre le travail que nous faisions en profondeur. C'est pourquoi, l'été venu, il était temps que Sylvia fasse une pause afin d'intégrer sa vie et son quotidien de femme seule et d'aller à la rencontre d'elle-même.

Lorsque nous avons commencé la deuxième année de travail psycho-corporel, Sylvia était prête à rencontrer le cœur de son corps et à prendre le chemin des retrouvailles. Nous nous sommes revues en septembre. Sylvia ne bafouait plus son corps et, si elle avait encore en elle des relents d'autodestruction de sa propre psyché, elle réussissait à les maîtriser par l'amour et l'acceptation de son processus de guérison. Sylvia avait réussi à démystifier son énergie de destruction, sa rage et sa colère. Elle n'en avait plus peur. Nous étions prêtes à poursuivre et étions à l'écoute de la réaction de son inconscient dans le corps.

Sylvia est allée de plus en plus en profondeur. Pendant la deuxième année, les rencontres de psychothérapie furent espacées, toutes les deux semaines. Sylvia se prenait de plus en plus en charge. Elle osait se rencontrer. Un moment vint où elle est entrée dans le cœur de son corps et a retrouvé l'amour d'elle-même, sa propre source d'amour. Elle s'est mise à perdre du poids sans rien faire pour qu'il en soit ainsi. Son corps s'ouvrait à la douceur, à l'amour, à la vie. Elle embellissait. Ce n'était plus la même personne. Elle était devenue dans son corps une femme épanouie.

Après une année de solitude, Sylvia a rencontré un homme qui l'aimait et qu'elle aimait. Cet homme était à l'opposé de ses relations destructrices du passé. En sa présence, elle se respectait.

À la fin de la dernière année Sylvia s'était prise en main. Jeune femme autonome de trente-deux ans, elle aimait et était aimée. Il était temps pour elle de poursuivre sa vie et d'utiliser le quotidien comme lieu de thérapie.

Je n'ai plus jamais revu Sylvia. Mais, un jour, j'ai reçu une carte postale venant du Mexique. Sylvia m'écrivait que sa lune de miel se passait bien.

PATRICK

La cuirasse de protection – Le corps bâti

Patrick a 40 ans, un corps musclé emprisonné dans un ego construit de toutes pièces. Complètement coupé de son corps, il est thérapeute corporel et désire connaître cette approche globale que je propose.

Dans les premiers mois de travail psycho-corporel, Patrick a rencontré son corps bâti. En même temps qu'il rencontrait la douleur – car ses muscles étaient endurcis par le travail de musculation – il rencontrait un bien-être qu'il n'avait jamais ressenti dans son corps. Ce bien-être qui émanait du corps touchait sa psyché de façon très subtile. Sur le tapis, Patrick arrivait à lâcher sa protection, comme un chevalier qui aurait enlevé son armure la durée de la séance de travail. Dès que le cours se terminait, Patrick reprenait sa cuirasse de protection. Mais cette cuirasse avait de moins en moins d'emprise sur son corps. Elle n'arrivait plus à le contenir. Patrick perdait petit à petit ses repères de protection, d'abord dans son corps et, doucement, dans sa psyché. Son corps s'ouvrait, son visage se détendait. Je voyais les émotions circuler de plus en plus à la surface de son corps. Doucement, la couche moyenne commençait à livrer son message. Patrick apprivoisait son corps bafoué de mal-aimé, la douleur affective enfouie sous son armure.

Graduellement, Patrick acceptait de travailler avec les autres. Son corps s'ouvrait dans certains exercices que l'on faisait deux à deux. Il avait moins besoin de se protéger de l'autre. Il n'était plus autant sur la défensive.

Patrick devint de plus en plus souple dans son corps et dans sa personnalité. Sa voix était moins sèche, son regard plus ouvert, sa respiration plus libre. Il souriait moins dans le paraître, il était de plus en plus authentique et vrai dans son expression corporelle. Lors des périodes de partage, son corps livrait le même langage que ses mots.

Il me confiait avoir de moins en moins mal et ressentir de plus en plus ce que ses patients vivaient dans le travail qu'il faisait avec eux. Il ressentait les émotions des autres de moins en moins intellectuellement, et de plus en plus à travers son propre corps.

Patrick était très engagé dans son travail avec moi. Il refaisait les mouvements à domicile, il était très discipliné. Il lâcha toutes formes de musculation pour se consacrer à cette nouvelle façon d'entrer en communication avec son corps. Après six mois de travail, Patrick entra dans la cuirasse de son corps de mal-aimé.

Cette ouverture s'est vécue lors d'un stage intensif de travail psycho-corporel que j'offrais dans les Antilles. Une semaine de travail sous le soleil des tropiques. Les journées comportaient quatre heures de travail sur le corps et l'image corporelle. C'est pendant ce séjour que Patrick est entré en contact avec la douleur qu'il avait tant évitée et dont il s'était tant protégé.

Son corps bafoué a commencé par se libérer d'une première couche émotionnelle, la tristesse. Patrick a pleuré pendant vingt-quatre heures. Il en riait tellement il pleurait. Il avait tout l'espace voulu pour pleurer devant la mer, devant la nature luxuriante de l'île où nous étions. Il se sentait bien entouré par le groupe composé de gens qui avaient tous déjà fait un travail sur eux-mêmes. Patrick pouvait pleurer sans être jugé. Ce qui était très important pour lui. Il pleurait toute la souffrance qu'il s'était fait subir. Ses mots, qu'il répétait sans cesse, étaient : « Je ne peux pas croire que je me suis fait tant souffrir. »

Patrick affrontait sa tendance à l'autodestruction. Il constatait combien il avait bafoué son corps. Heureusement, ce face-à-face avec lui-même s'est fait dans un lieu où Patrick pouvait vivre cette rencontre loin de ses patients.

Ces vingt-quatre heures de tristesse passèrent pour faire place à un calme plat qui laissait présager une tempête. J'observais son corps et je me doutais qu'une expression puissante surgirait. La libération de la seconde couche émotionnelle ne se fit pas trop attendre. Patrick se retrouva devant sa colère. Il devint en colère sans comprendre pourquoi.

« Je n'ai aucune raison d'être en colère, disait-il, le décor est magnifique, je suis bien entouré mais je n'arrive pas à contrôler, je suis en colère. J'ai envie de mordre, de frapper, de hurler. »

Ses mâchoires se crispaient, ses muscles se tendaient. Il aurait eu envie de hurler, ce que je lui suggérais de faire, mais Patrick ne voulait pas et tentait de contrôler cette colère qui voulait surgir comme un volcan. Je l'invitais à ne pas juger et à continuer à se présenter aux classes. Il aurait voulu fuir, reprendre l'avion ou tout simplement se cacher sur une île déserte. Le groupe aidait Patrick, mais Patrick ne voulait pas aller à la rencontre de ce qui était. Il se jugeait et il avait très peur de cette énergie contenue et qu'il sentait très destructrice.

Je tentais d'expliquer à Patrick qu'il était important

qu'il continue à faire travailler son corps pour libérer cette colère, relent de la cuirasse du mal-aimé et qui cachait une douleur encore plus profonde. L'impression qu'il avait que cette colère pouvait exploser était tout à fait compréhensible, car elle avait été retenue pendant tant d'années. Il était important que le corps continue à la libérer, évitant ainsi que la colère éclate et éclabousse tout sur son passage.

J'expliquais à Patrick que le mouvement est mouvement et que la colère est une émotion qui, bien que figée, est avant tout un mouvement. Ainsi, en continuant à faire travailler son corps il susciterait un mouvement de l'émotion. Ce mouvement l'amènerait à la source de sa colère.

À un moment très précis, Patrick a accepté sa colère, ce qui en a facilité l'expression. Les images reliées à cette colère se mirent à circuler et il est entré en contact avec ce qui l'avait provoquée. Il cessa de bloquer le mouvement de l'émotion et l'émotion de colère l'amena à sa source. Les images de violence physique qu'il avait subie refirent surface. Il voyait tout ce qu'il avait subi et qu'il avait occulté. Même si ces souvenirs étaient difficiles, Patrick se sentait libéré. Il avait une impression de légèreté dans son corps et il remarqua une ouverture subite de sa cage thoracique. Ces images provoquèrent chez lui une tristesse qu'il ressentait comme libératrice. Les pleurs étaient là mais n'avaient plus de mots. C'étaient des pleurs à l'état pur, des pleurs de libération. Les mots n'avaient plus de place, les images venaient, clairement. Patrick n'était plus devant la souffrance qu'il s'était fait subir mais devant la souffrance qu'il avait subie.

La semaine se termina dans cette contemplation de

sa vie. Patrick poursuivit son travail pendant six autres mois avec moi. Il continua à écouter les besoins de son corps. Il habitait de plus en plus sa maison intérieure. Il était de plus en plus authentique, se rapprochant de sa vraie nature et de son vrai corps.

Patrick avait beaucoup changé physiquement et psychiquement. Il avait fondu, il était mince, souple et détendu. Sa personnalité laissait de plus en plus transparaître sa nature profonde. Dans sa chair, il avait guéri ses blessures et avait retrouvé son élan créateur, son élan de vie. Patrick choisit de réorienter sa carrière de thérapeute du corps en allant chercher une formation en psychothérapie.

Je n'ai plus revu Patrick que sporadiquement lors de conférences publiques que je donnais sur l'autoguérison. Il venait toujours me saluer, son regard était toujours aussi authentique. Je ne pouvais que constater le chemin qu'il avait parcouru dans la rencontre intime avec lui-même. Je le remerciais de son courage et de son authenticité, car c'est ce courage qu'il allait transmettre aux autres.

ALEXANDRE
La cuirasse parentale – Le corps des parents

À trente-neuf ans, Alexandre avait le corps de sa mère, était coiffeur comme elle, rêvait de se retirer en Floride, comme elle. Il était en parfaite osmose avec elle. Il avait mal au ventre chaque fois qu'elle s'absentait. Il est venu me voir parce que sa mère lui avait dit que ce serait bon pour lui.

Alexandre avait de la difficulté à vivre les classes de mouvements d'éveil corporel sans sa mère. Il avait besoin d'elle pour établir ses repères. Ainsi, il se plaçait toujours à côté d'une femme de l'âge de sa mère. Il se fiait à elle pour faire les mouvements. Il cherchait à comprendre les mouvements dans le corps de cette femme pour ensuite les vivre dans son corps. Je tentais de l'inciter à se fier aux perceptions qu'il avait de son propre corps, mais il en était incapable, il avait plutôt tendance à regarder les autres travailler pour ensuite copier le mouvement.

Alexandre s'était lié d'amitié avec cette femme qui ressemblait étrangement à sa mère. Ils arrivaient ensemble aux classes et repartaient ensemble. En la présence de ce substitut de mère, Alexandre pouvait se détendre de plus en plus dans la classe et aller même jusqu'à cesser de regarder le corps de l'autre pour se centrer sur son propre corps. Il acceptait d'entrer en communication avec son corps en présence du corps de l'autre. La symbiose se recréait. Alexandre semblait au paradis. Il allait jusqu'à imiter la posture de cette femme, sa façon de marcher, de s'asseoir ou de s'étendre au sol. Même étendu au sol, sans la voir, il synchronisait ses mouvements sur les siens. Il respirait en même temps qu'elle, il était totalement lié à elle.

Délicatement, j'ai tenté de les séparer mais c'était impossible, il s'arrangeait pour se retrouver auprès d'elle et elle le laissait faire. Mon intuition me disait de les laisser aller dans cette symbiose et d'attendre que quelque chose se produise pour qu'Alexandre sorte de son cocon. Pendant ce temps – même à travers l'autre – Alexandre était de plus en plus à l'écoute de son corps. Et l'important, c'est qu'il y allait quand même. Son corps se transformait. Il s'ouvrait, la cuirasse superficielle lâchait, la vie circulait, toujours en symbiose, mais elle circulait. La respiration s'ouvrait. Alexandre respirait maintenant comme sa mère substitut respirait. Il passait d'un moule à un autre. Ce changement de moule l'amènerait éventuellement à sortir de son cocon. Le tout se faisait dans le mouvement. Je ne pouvais que respecter le chemin qu'Alexandre prenait inconsciemment pour se libérer de la cuirasse parentale.

L'événement ne tarda pas à se manifester : un jour, je vis arriver Alexandre seul à la classe. Il était très inquiet. Son amie ne s'était pas présentée au rendez-vous. Il était angoissé. Je l'ai informé que j'avais reçu un appel de la personne en question me disant qu'elle ne viendrait pas aux trois prochaines classes car, à cause d'un décès soudain dans sa famille, elle devait se rendre en Europe. Je vis soudainement l'angoisse pointer dans le regard d'Alexandre. Il respirait difficilement. Je l'invitai à s'étendre au sol avant de commencer la classe.

Alexandre s'est étendu sur le sol et nous avons commencé. Il était totalement absent, n'arrivait pas à suivre l'enchaînement des mouvements. Je l'invitais à prendre conscience de ce qui se passait dans son corps. La seule chose qu'Alexandre pouvait me dire est qu'il ne se sentait pas bien, qu'il n'arrivait pas à se concentrer, ni à entendre. Je l'ai invité à écouter son corps et le langage de son corps. Alexandre se tenait le ventre et respirait difficilement. Il me faisait signe qu'il avait mal partout. Je lui suggérais de faire les mouvements malgré la douleur tout en étant à l'écoute de son ventre. C'est ce qu'il fit.

J'ai alors choisi d'orienter la classe vers des mouvements du bassin et des mouvements d'harmonisation du haut et du bas du corps. Petit à petit, Alexandre réussit à s'abandonner aux mouvements en ne me perdant pas de vue. Il avait besoin que je sois dans son champ visuel. Je soutenais son regard et je le guidais. La classe se termina et je pris conscience qu'Alexandre ne pouvait pas bouger. J'ai invité les autres participants à quitter doucement et me suis assise à côté de lui. Les yeux hagards, il avait très peur et me disait qu'il ne comprenait pas ce qui se passait. Deux heures plus tôt, il allait bien, et là il croyait qu'il allait mourir. Je l'ai rassuré et l'ai invité à se concentrer sur ce qui se passait, à être à l'écoute de son ventre et de ses émotions. Il me décrivait une immense brûlure qu'il ressentait tout autour du nombril. Puis, à un moment précis, il s'est mis à pleurer, comme si une vague violente lui avait secoué le corps en entier. Une vague qui allait du ventre à la mâchoire puis redescendait. Cette vague de pleurs étaient entrecoupée de spasmes du ventre. Lorsque les spasmes venaient, Alexandre croyait qu'il allait mourir. Je l'ai rassuré et lui ai demandé de se laisser vivre ce mouvement de libération, tout en lui expliquant doucement que l'énergie de vie contenue dans son ventre tentait de surgir et de s'exprimer. Le mouvement de vague était fait de spasmes ; il alla en s'accentuant jusqu'à ce qu'Alexandre lâche très spontanément un cri, un hurlement qui ressemblait au cri du nouveau-né à la naissance. Le cri fut suivi d'un relâchement total de la cuirasse abdominale.

Alexandre allait mieux, il n'avait plus de sensations de brûlures, ni de spasmes. Il était souriant, fatigué mais calme. Je le recouvris d'une couverture et le lais-

sai s'endormir sur le tapis. En s'éveillant, il me dit : « Je me suis vu sortir du ventre de ma mère. J'ai vu que ma mère voulait une fille mais je suis un garçon. Elle n'a jamais osé me le dire, je sais. Mais je l'ai vu, je sais que c'est une fille qu'elle voulait. Je comprends maintenant. Je comprends tout. Merci ! » Alexandre pouvait s'asseoir, il était faible mais content.

Petit à petit, cette libération a transformé Alexandre. Lorsque son amie est revenue au cours, il a paru très content de la revoir mais il ne s'est pas installé à côté d'elle. Il travaillait son corps seul. Il était à l'écoute et vivait son introspection sans avoir à imiter qui que ce soit. Il rencontrait son individualité, il était à l'écoute de son corps en devenir, accueillant la libération des différentes couches musculaires. Il s'est mis à perdre sa graisse de bébé. Son corps d'homme émergeait petit à petit. Alexandre est devenu plus dynamique. Il se différenciait de sa mère et des autres femmes qu'il avait pour amies.

Alexandre a poursuivi pendant trois ans le travail psycho-corporel. Il est allé à la rencontre de certaines douleurs enfouies dans ses cuirasses profondes. Il s'est libéré de la haine qu'il avait envers son père, il a pleuré son abandon. Il a retrouvé son identité et a accueilli son identité sexuelle.

Alexandre est toujours coiffeur et heureux de l'être. Sa mère vit maintenant en Floride définitivement. Alexandre ne veut plus aller la rejoindre. Il est heureux là où il est. Il vit maintenant avec un homme et, ensemble, ils ont ouvert un autre salon de coiffure dans le centre-ville. Il s'est découvert un goût pour la peinture et fait d'immenses toiles.

ÉLOÏSE

La cuirasse d'appartenance – Le corps du groupe

Éloïse, dix-neuf ans, est la copie conforme de Claudia Schiffer. Elle vit avec Henri qui pourrait avoir l'âge de son père. Il est cinéaste et elle est actrice. Elle veut se joindre à une classe parce qu'elle souffre de douleurs intenses au dos et de douleurs menstruelles qui la forcent à s'aliter chaque mois.

Les examens médicaux qu'Éloïse avait subis s'étaient révélés négatifs. Il n'y avait rien d'anormal. Elle était soulagée mais intriguée et me demandait s'il était possible que ses douleurs soient dans sa tête. Était-elle en train de devenir folle ? Est-ce qu'elle inventait ?

Je lui ai répondu que son corps exprimait des douleurs qu'elle ressentait physiquement mais qu'il existait aussi un autre langage qu'elle n'arrivait pas encore à entendre. Éloïse était très raide. Elle était figée dans toute sa musculature superficielle, moyenne et profonde. Il fallait y aller en douceur, car je sentais qu'en tout temps son corps pouvait se révolter et que les cuirasses pouvaient se refermer de plus belle. Nous avancions très prudemment. Les mouvements d'ouverture étaient douloureux, car Éloïse cherchait à « performer » et ne s'abandonnait pas à l'ouverture demandée par son corps. Elle maintenait le contrôle constamment et n'évoluait pas. Elle se maintenait en souffrance. J'ai alors décidé de lui proposer de faire parallèlement une psychothérapie pour l'aider à abandonner ce besoin de performance et aussi pour la soutenir dans ce que son corps tentait de lui révéler. Elle a accepté avec joie, car elle se sentait très seule à propos de ce qu'elle pressentait que son corps voulait lui livrer.

Éloïse se comparait souvent à un geyser qui voulait éclater. Elle ressentait en elle une énergie si puissante qu'elle en avait peur. Elle faisait souvent ce rêve où elle éclatait. Je savais que la somatisation de son corps lui évitait la maladie mentale qui constamment la guettait. Éloïse était emprisonnée dans une armure de performance, de suradaptation et de fausse identité. Elle ne savait pas qui elle était. Elle connaissait mieux Claudia Schiffer qu'elle-même. Toute forme de thérapie violente aurait fait éclater la fausse personnalité d'Éloïse et elle aurait pu se perdre. Cela faisait trop longtemps qu'elle avait été éloignée d'elle-même. Éloïse décrivait son corps comme un volcan, et se disait consumée par un feu intérieur qui la dévorait. Son énergie sexuelle était totalement bloquée, elle souffrait d'impuissance. Elle ne connaissait pas la jouissance. Je souhaitais de tout cœur que la libération des cuirasses aide Éloïse à s'affranchir de ses prisons extérieures et intérieures mais ce choix ne pouvait venir que d'elle.

Les rencontres individuelles en psychothérapie ont aidé Éloïse à s'abandonner. En ma présence, elle se donnait le droit d'ouvrir son corps fermé et de se laisser aller à ressentir autre chose que la douleur. Elle s'est mise à ressentir des sensations de plaisir qu'elle n'avait jamais connues auparavant. Des vagues d'énergie se répandaient dans son corps et Éloïse en était ébahie. Elle avait de moins en moins mal au dos.

Toutefois, un conflit l'attendait. Pendant plusieurs mois, le travail d'ouverture qu'Éloïse accomplissait était accepté par ses proches, car elle avait moins mal. Jusqu'au jour où ils ont cessé de la soutenir, car ce qu'Éloïse était en train de devenir ne correspondait plus aux projets qu'ils faisaient pour elle. Un conflit a éclaté et Éloïse s'est retrouvée devant un choix : ou elle arrêtait le travail qu'elle faisait sur son corps et continuait à recevoir leur amour et leur approbation, ou elle continuait et devait affronter la désapprobation et même les menaces de ces mêmes personnes.

Du jour au lendemain, elle cessa tout. Je devais me résigner à la laisser partir. Deux mois plus tard, je reçus un appel d'urgence d'Éloïse me disant que toutes ses douleurs avaient repris plus fort qu'avant. Elle me demandait la permission de reprendre les classes et les rencontres individuelles.

Éloïse fut fidèle au rendez-vous. Deux semaines plus tard, elle n'avait plus de douleur. Elle était très contente. Elle était encore plus décidée à se retrouver. Elle prenait goût à l'autonomie, allant jusqu'à choisir elle-même ses vêtements. Elle semblait jouir de sa beauté, de sa jeunesse, de sa vie. Elle s'était fait des amis dans le groupe et sortait quelquefois avec eux.

Au mois de mars, Éloïse ne ressemblait plus à Claudia Schiffer. Elle ressemblait à elle-même en évolution. Je la prévins toutefois que ce qu'elle n'avait pas choisi de rencontrer au mois de novembre se présenterait à nouveau à elle. Pour toute réponse j'ai entendu : « Je le sais. »

Un jour, à la fin d'une classe, je me suis retrouvée nez à nez avec un grand homme qui s'est présenté comme étant Henri, l'ami d'Éloïse.

« Vous n'avez pas le droit de faire ce que vous faites à Éloïse, me dit-il en me toisant du regard.

— Mais qu'est-ce que je fais à Éloïse ?

— Vous la détruisez, vous brisez sa carrière. Elle était vouée à une très grande carrière et maintenant elle n'est plus la même. Elle est différente, nous ne la reconnaissons plus. Sa mère est très inquiète.

— Vous voulez me dire qu'elle ne ressemble plus à Claudia Schiffer ou au produit que vous vouliez qu'elle soit. Éloïse est ici pour se retrouver, se rencontrer, découvrir la femme qu'elle est et non pas la femme que vous voulez qu'elle soit. Je regrette. Elle est ici de son propre gré, elle a choisi de vivre ce qu'elle vit.

— Je suis venue la chercher, ajoute-t-il.

Je lui ai indiqué par un geste où elle se trouvait. Puis j'ai vu Éloïse sortir toute éblouissante de la classe, se rapetisser, courber l'échine. Si elle avait pu disparaître sous le tapis, elle l'aurait fait. Pendant qu'Henri lui caressait les cheveux et lui parlait à l'oreille d'une voix basse, je voyais sous mes yeux le corps d'Éloïse rentrer dans sa prison. Comme un enfant docile, elle l'a suivi, sans me regarder. Je me suis dit que je ne la reverrais plus.

Un mois plus tard, elle frappait à la porte de mon bureau. Je l'ai invitée à s'asseoir. J'avais devant moi une femme de vingt ans. Éloïse avait retrouvé la teinte naturelle de ses cheveux et les avait coupés court. Elle m'a annoncé qu'elle s'était séparée d'Henri, qu'elle vivait seule en appartement pour la première fois et qu'elle avait pris une distance physique et psychologique avec sa mère. Elle voulait reprendre les classes mais, comme elle avait moins d'argent, elle devrait prendre les séances de groupe. J'ai accepté de la laisser revenir, car je savais qu'elle était là pour se retrouver.

Éloïse venait de très loin. Elle a mis deux ans à se retrouver. Elle a redécouvert sa sexualité, sa joie de vivre et sa spontanéité. Elle s'est libérée de la colère et de la révolte qui retenaient son énergie vitale, sa créativité – révolte contre sa mère et contre tous ceux qui l'avaient emprisonnée, révolte aussi contre elle-même et contre la prison qu'elle s'était donnée.

Éloïse n'a pas fait la carrière d'actrice tant désirée par son entourage. Elle est entrée aux beaux-arts et vit maintenant de ses œuvres.

FRANÇOISE

La cuirasse narcissique – Le « beau » corps

Malgré trois chirurgies et trois maris, Françoise s'était perdue de vue depuis longtemps. Hantée par l'obsession de vieillir, elle s'était créé un corps en beauté où le vieillissement n'avait pas de place. Elle était venue me voir pour se retrouver : « Je ne peux plus vivre à travers le regard des autres, je me sens vide. »

Françoise était très éloignée de son corps. Le travail s'annonçait long. Pour se bâtir une image corporelle elle s'était fait aider par la chirurgie. Son corps était transformé dans sa chair à jamais.

Lors des échanges du groupe à la fin des classes, Françoise nous confiait que toute sa vie elle avait cherché à ressembler à telle star ou à telle autre, convaincue que ce qu'elle était n'était pas assez bien. Dès son jeune âge, elle s'était définie dans une recherche du paraître. Elle racontait facilement son histoire aidée en cela par son expérience de la psychanalyse. Pendant qu'elle parlait, son corps était silencieux, figé dans une pose dont Françoise n'était plus consciente.

De septembre à décembre, Françoise s'est maintenue à la surface de son corps. Elle n'osait pas entrer en elle-même et s'abandonner aux mouvements. Elle ressemblait à une porcelaine, là, étendue sur le sol. Elle ne ressentait pas de douleur, elle pouvait partager ses impressions mais bien peu de perceptions émanaient du corps lui-même. Visiblement, l'énergie ne circulait pas beaucoup dans la cuirasse superficielle. Son corps semblait endormi comme celui de la Belle au Bois dormant, reposant dans sa cage de verre.

Françoise était satisfaite de cette rencontre, elle était fière d'elle et sentait que, pour la deuxième fois de sa vie, elle allait au fond d'elle-même. La première fois avait été sa psychanalyse. Je me demandais quand son corps allait s'éveiller à son énergie vitale.

Je n'avais pas de réponse. Je savais que les mouvements psycho-corporels agissaient et que l'énergie de vie faisait sa place dans la cuirasse mais l'ouverture ne se faisait pas. Était-ce dû au fait qu'elle avait subi tant d'interventions et d'anesthésies ?

Le corps de Françoise ne semblait pas suivre les étapes habituelles de libération. Nous étions au mois de décembre. Je me demandais si Françoise allait poursuivre ou non avec son groupe en janvier.

J'ai demandé à Françoise de continuer et mon intuition s'est avérée juste. Dès le mois de janvier, lorsque nous avons commencé à faire des mouvements plus profonds, le corps cuirassé de Françoise s'est éveillé à son énergie de vie. Les premières sensations furent des fourmillements dans les jambes, les bras, le cou et le visage. Le corps nous signalait que l'énergie venait à la surface de la peau. Les couches superficielles cuirassées collaboraient à la circulation du sang, de la lymphe et des liquides interstitiels. Ces fourmillements signifiaient aussi que le corps avait été longuement endormi. Ce phénomène, qui n'est pas nécessairement confortable, l'était néanmoins pour Françoise qui disait à qui voulait l'entendre : « Je me sens vivante », « Je me réveille à la vie ». Le baiser de la vie venait de réveiller Blanche-Neige.

Les courbatures ont été le deuxième phénomène à se produire dans le corps de Françoise ; la vie rejoignait la couche musculaire superficielle. Habituellement, ces courbatures surviennent dès les premiers cours mais, pour Françoise, ça s'est produit au cinquième mois de travail. Les réactions sont allées en s'accentuant. Françoise ne se plaignait pas, tout au contraire ; elle était radieuse, car, comme elle le disait si bien, elle se sentait pour la première fois vivante. Le groupe avec qui elle évoluait de classe en classe la soutenait très bien. Son corps continuait de libérer les cuirasses physiques mais le langage affectif du corps ne se faisait toujours pas entendre, enfoui qu'il était dans la cuirasse narcissique.

J'observais qu'à la fin des classes, Françoise passait de plus en plus de temps à se regarder dans l'unique miroir du vestiaire. Un soir, après avoir travaillé en profondeur les trois muscles reliés à la respiration, j'ai vu une angoisse très forte pointer dans le visage et le regard de Françoise. Je l'ai invitée à partager ce qu'elle vivait. Elle nous a expliqué qu'elle cherchait depuis quelques semaines dans le miroir à retrouver son ancien visage. Je lui ai alors demandé : « De quel ancien visage parlez-vous ? »

Je croyais qu'elle parlait de celui qu'elle avait eu avant ses trois chirurgies et je voulais m'assurer que nous parlions du même.

« Je parle de mon visage opéré tant de fois, celui que j'avais au mois de septembre lorsque j'ai commencé cette démarche. Je ne le retrouve plus dans la glace. Je me sens si différente, je pressens qu'un nouveau visage en moi

veut apparaître, mais il n'est pas là lorsque je me regarde dans le miroir. J'ai peur, car je ne sais plus qui je suis. »

Françoise a fait une pause pour laisser couler quelques larmes, très légères mais présentes. J'étais très surprise, car c'était la première fois que je voyais Françoise se laisser aller à pleurer. Elle a continué : « J'ai peur de ce que je vais devenir, quelle sera ma nouvelle apparence ? »

« Pouvez-vous me décrire ce nouveau visage que vous percevez ? » lui ai-je dit. Elle s'est mise à nous décrire son nouveau visage, pure expression de l'ouverture qu'elle vivait à la vie, à l'amour envers elle-même et à la plénitude. Le moment était très émouvant, certaines personnes du groupe pleuraient en silence, car ce que Françoise décrivait nous rejoignait tous de différentes manières. Nous avions tous côtoyé le paraître à un moment de notre vie.

« Dites-moi, ce visage a-t-il un corps ? »

Le corps de Françoise s'est mis à pleurer réellement, il était secoué de soubresauts. Je l'ai invitée à laisser aller l'émotion, à la laisser circuler. Ce qu'elle a fait. Après s'être calmée, elle nous a décrit le corps qu'elle a perçu et a ajouté : « J'ai très peur, car se peut-il que ce corps que je perçois soit moi, enfin moi ? »

En parlant, Françoise touchait son corps avec ses mains. Il était temps de la rassurer et de l'aider à comprendre. C'est ce que j'ai fait.

« Il est vrai que vous n'êtes plus qui vous étiez et cela peut être angoissant car, depuis quelques mois, vous évoluez dans une exploration profonde et dans de grandes retrouvailles avec vous-même. Voilà que de nouvelles perceptions prennent place et qu'une nouvelle image surgit de vos profondeurs. Cette image était là mais enfouie sous les masques. Je vous invite à ne pas juger cette image ni ce que vous percevez intérieurement. Elles sont vraies, car

elles émanent de la profondeur de votre être. Accueillez-les et prenez le temps de les apprivoiser. Ne tentez pas de les retenir, car elles sont encore en évolution. Vous vous approchez de vous, c'est un grand moment.

À partir de ce moment, le corps de Françoise s'est ouvert de plus en plus. Pendant quelques semaines, elle a apprivoisé les nouvelles perceptions et les images visuelles intérieures de son corps retrouvé. Petit à petit, elle a ressenti le besoin d'habiter ce corps nouveau qui changeait à vue d'œil. Elle était très assidue à sa discipline quotidienne de mouvements d'éveil corporel. Son nouveau corps n'était plus fait de porcelaine et prenait plus de place dans l'espace. Elle a retrouvé tonus et dynamisme. Elle respirait, vibrait, avait des besoins, avait envie d'aimer et d'être aimée. Elle se redécouvrait en tant que femme, elle a retrouvé sa libido et le goût de créer. Elle aimait habiter son corps.

Françoise a continué longuement son travail auprès de moi. Un jour, elle a décidé de se créer un emploi et a proposé à plusieurs sociétés ses services en consultation vestimentaire. Son entreprise a eu beaucoup de succès.

JEAN-PIERRE
La cuirasse sociale – Le corps conforme

Jean-Pierre, trente-neuf ans, la réussite sociale et professionnelle. Bedonnant, le visage sanguin, un surplus de graisse, cheveux courts, complet cravate, Jean-Pierre se dirigeait petit à petit vers l'infarctus. « Je souffre d'impuissance depuis six ans. Je suis allé consulter un médecin qui m'a envoyé voir un sexologue qui à son tour m'a envoyé à vous. Je souffre aussi de haute pression, d'embonpoint, mes artères ne sont pas vraiment en forme. Comme tout le monde. »

Jean-Pierre s'est présenté au rendez-vous. Il a eu de grandes difficultés à s'intégrer au groupe mais surtout à se rencontrer. Il se maintenait toujours à distance de lui-même, de son corps, de ses émotions et des autres. Son arme était l'humour qu'il utilisait pour se protéger. Jean-Pierre avait beaucoup souffert d'insécurité affective et financière dans son enfance. Il venait d'une famille de onze enfants et d'un milieu très pauvre. Tout petit, il avait souffert de la faim. Il avait réussi à se sortir de ce milieu par son intelligence que les Frères avaient remarquée. Il avait fait des études pour devenir prêtre et c'est ainsi qu'il avait pu sortir des rangs de la pauvreté et aller à l'Université. Il avait réussi en travaillant très fort mais il conservait une image négative de lui-même. Il se sentait inférieur aux autres et compensait par un sentiment de supériorité. Jeune, il s'était bâti un corps de protection et s'était enfermé petit à petit dans la cuirasse sociale de la réussite.

Lorsque je demandais aux participants de dessiner leur corps avec des crayons de couleurs sur du papier, Jean-Pierre se dessinait toujours en superman. C'est ainsi qu'il se voyait, un superman tout jaune qui levait ses bras vers le ciel en signe de réussite, ce que reflétait le corps bâti qu'il avait déjà eu, la cuirasse sociale. Le jaune représentait pour lui la couleur du Roi-Soleil. L'ego était édifié.

Le corps de Jean-Pierre était bloqué de partout. Sa respiration, son cou, sa tête, sa mâchoire, son bassin, ses genoux, ses chevilles étaient bloqués. Ce blocage cachait une tension profonde très enfouie dans le cœur du corps de Jean-Pierre. Son corps semblait se défendre, se protéger d'un secret. Il allait lui falloir beaucoup de courage pour se rencontrer, car un tel blocage cachait une rage destructrice qui se retourne souvent contre le propriétaire du corps.

Au fur et à mesure que le travail évoluait, le corps mal-aimé de Jean-Pierre faisait surface. Même si la cuirasse sociale était toujours présente, je voyais émaner beaucoup de souffrances non nommées et de colères occultées.

Jean-Pierre était coupé de son bassin, il ne réussissait pas à faire les mouvements qui touchaient cette région de son corps, siège de son impuissance. Il était impuissant même dans la manipulation de cette région. Il était étranger à ses jambes, à ses genoux et à ses pieds. Les orteils de Jean-Pierre ne touchaient pas le sol, signe d'une coupure émotionnelle importante. Lorsqu'on travaillait les pieds, il hurlait et montrait des signes d'impatience, toujours avec humour, ce qui faisait sourire les autres participants. Il était le clown de la classe.

Le langage affectif de la cuirasse commença à s'exprimer lorsque nous avons abordé plus en profondeur le travail sur les jambes. Dès que nous déposions une balle sous ses jambes et que nous commencions un massage suivi d'un mouvement d'ouverture, Jean-Pierre entrait en spasmes et hurlait. L'énergie de vie était bloquée d'une façon telle, que la cuirasse du bassin qui se rend jusque dans les jambes se contractait pour se défendre contre le passage de la vie. C'était très douloureux. De toute évidence, Jean-Pierre n'allait pas pouvoir poursuivre très longtemps ainsi : il avait besoin d'aide.

Voyant que Jean-Pierre allait se décourager, j'ai pris la décision de l'adresser à un thérapeute qui travaille le corps en profondeur pour accélérer doucement l'ouverture des blocages. Jean-Pierre a accepté.

C'est alors que le corps de Jean-Pierre s'est mis à livrer son langage affectif. Ce fut d'abord la rage. Les crampes aux jambes dont il souffrait cachaient une rage que lui-même n'arrivait pas à contrôler. Je ne l'avais jamais vu ainsi, il était enragé. Le bon garçon, l'homme parfait et le clown n'avaient plus leur place, il n'était que colère. L'humour a fait place au sarcasme.

Cette colère le faisait terriblement souffrir. Son bassin cachait une rage profonde destructrice qui laissait entrevoir des souvenirs occultés. Il était fort probable que ces souvenirs étaient reliés à des agressions sexuelles subies dans sa petite enfance. La rage était sa protection, elle le protégeait de sa douleur. Les seuls mots de Jean-Pierre sur cette grande émotion étaient qu'il connaissait cette rage, il ne la connaissait que trop bien. Je conseillai à Jean-Pierre d'accompagner son travail par une aide thérapeutique. Mais il faisait la sourde oreille.

Jean-Pierre était toujours présent aux classes mais il ne parlait plus beaucoup. Il était en colère, il boudait. De toute évidence, l'énergie de vie circulait en lui et cela l'amenait à se rencontrer beaucoup plus qu'il ne l'aurait voulu. Jean-Pierre était un homme très intelligent qui avait la capacité de s'éveiller à la nouvelle conscience de ce qu'il vivait. Puis, un jour, il m'a demandé le nom d'une diététicienne et, du même coup, a choisi de retourner voir son sexologue. Il allait chercher de l'aide et s'est retrouvé accompagné d'une équipe de thérapeutes qui pouvaient l'aider à libérer ses cuirasses plus profondes.

Dans cet espace de sécurité, son inconscient s'est mis à livrer son message. Les souvenirs d'abus sexuels ont fait surface. Ce n'était pas facile, son corps était en grande douleur, car Jean-Pierre se sentait coupable de s'être laissé devenir victime d'abus. La cuirasse de son bassin se contractait de plus belle, car il se débattait contre la mémoire. Il n'était pas en colère contre ses agresseurs mais contre lui-même. L'émotion semblait faire du « sur-place ». Cette rage destructrice entretenait une douleur de destruction, de mutilation et était accompagnée d'un sentiment d'impuissance. Cette couche de la cuirasse qui cachait tant de jugements étouffait la circulation de l'émotion à l'état pur. Nous savions tous qu'il fallait que le corps se libère de cette cuirasse pour ensuite retrouver la source réelle de la colère.

Jean-Pierre me disait combien il se reconnaissait dans cette destruction et cette impuissance. Il avait déjà, plus jeune, pensé au suicide. Pendant des années, il s'était jugé comme étant un bon à rien.

Plusieurs fois, Jean-Pierre a eu envie de tout arrêter. C'était très compréhensible mais je l'ai invité à poursuivre les mouvements, à laisser circuler l'énergie et à continuer d'aller en profondeur pour se libérer à jamais de cette blessure inscrite dans sa chair. C'est ce qu'il a fait et, ce faisant, il a perdu beaucoup de poids. La nourriture ne l'intéressait plus comme moyen de compensation, il n'était plus le Jean-Pierre du début, la cuirasse sociale avait disparu, il ne tentait plus de plaire à tout prix. Son corps l'avait amené à rencontrer l'essentiel, ce secret qu'il portait comme un poids, une tare.

Pendant tout ce temps, le cœur de Jean-Pierre s'ouvrait aux autres. Il était différent avec ses employés. Il les écoutait, il avait plus de compassion. Sa douleur l'aidait à comprendre les autres. Il était devenu plus humain, plus sensible, plus ouvert. L'impuissance devant cette souffrance l'a quitté ainsi que la colère.

Il acceptait la blessure. Il est passé à l'action et a offert ses services comme bénévole dans un centre qui accueille les enfants et les adolescents victimes d'abus. Il a aussi participé à des rencontres d'hommes où il était permis de parler, de raconter son histoire.

Jean-Pierre n'avait plus le même corps. La blessure était toujours là mais son corps n'était plus bloqué, il s'était assoupli. Il a continué le travail psycho-corporel pendant deux autres années.

En plus du corps, c'est la vie de Jean-Pierre qui avait changé. Il avait rencontré l'essentiel et par le fait même ses valeurs n'étaient plus les mêmes. Il a abandonné la quête effrénée de la réussite sociale pour se consacrer à sa guérison et à sa famille. Il a trouvé un sens différent à sa vie. Il se disait plus heureux. Il n'avait plus de problèmes d'impuissance. Son corps avait retrouvé le désir, le besoin de partager, d'aimer et d'être aimé.

Notre corps attend qu'on le libère de ses prisons, de ses cuirasses et de ses identités d'adoption. Ce corps qui est nôtre est le corps que nous avons perdu et retrouvé. Ce n'est pas uniquement un corps physique mais l'expression d'un potentiel créateur qui s'exprime par le corps, la psyché, l'âme. Le corps retrouvé est une image de notre identité réelle, charnelle, exprimée dans une forme, un véhicule de vie. Cette forme corps/esprit n'est pas parfaite selon les critères de l'autre ou de la mode ou de la société mais elle est parfaite en elle-même. Elle est nous-mêmes, réalisés, accomplis, éveillés à la vie. Elle est pure expression de notre potentiel d'amour et de créativité. Elle est l'unité corps/esprit dans l'amour indissoluble. Elle est le cœur de notre corps : notre authenticité.

Bibliographie

BERTHERAT, Thérèse, *Le corps a ses raisons*, Paris, Éditions du Seuil, 1975.

REICH, Wilhelm, *L'Analyse caractérielle*, Paris, Petite Bibliothèque Payot, 1992 (dernière édition).

ROLF, Ida, *Rolfing*, New York, Harper and Row, 1978.

SOUCHARD, P.-E., *Méthode Mézière*, Paris, Maloine, 1979.

SIMONTON, Stéphanie et Carl, *Guérir envers et contre tout*, Paris, les Éditions EPI, 1983.

Table des matières

Troisième partie
Le corps retrouvé

Composé par Nord Compo
à Villeneuve-d'Ascq (Nord)

Imprimé en France par

CPI
BRODARD & TAUPIN

à La Flèche (Sarthe)
en mars 2014

POCKET – 12, avenue d'Italie – 75627 Paris Cedex 13

N° d'impression : 3004875
Dépôt légal : avril 2014
S20415/01